全人歯科医学による人間復興への確信

いのちを見つめて歯から治す

丸橋　賢

農文協

生命について知っていることの少なさにまず気付くこと——まえがきにかえて

曇った眼鏡を拭けば鮮明な光景が再現することを、私たちは体験し、知っています。しかし、少しずつレンズに汚れが付いてゆくと、見えが悪くなったことに気付かなかったりします。最悪なのは脳や心そのものに汚れが付くことで、そうすると全くありのままに見えなくなってしまいます。しかも、ありのままに見えていないことに気付くことが難しく、実は歪んで見える自分の世界を正当化し、他を否定したりもします。人間の目は曇りやすく、誤りやすいという現実をよく自覚しておかないと恐ろしいのです。

風邪を引き、発熱し、咳が出ればほとんどの人は薬を飲みます。薬によって熱を下げ、咳を止めることが正しいと信じ切っているからです。他方には、水泳をはじめたら全く風邪を引かなくなったことに気付いている人もいます。ランニングや山登りをしたり、食生活を改善したりしたら、風邪を引かなくなったばかりか、健康保険証を全く使わなくなってしまったと気付き、日常生活に注意している人もいます。しかし、多くの人はそうしたことに気付かないばかりか、アドバイスされても軽視したり、そんなことは面倒くさい、時間がないと言い訳したりして、実行しようとしません。

気付かないことは、つまりレンズが曇っていることで、言い訳するのは自分の怠慢に引っ張られ、正しい認識を避けているのです。先入観や独善的思い込みが折角のアドバイスをはねつけてしまうケースも多いのです。

人間の目は非常に曇りやすく、判断は間違いやすく、その結果大きな虚構の知識体系を築き上げやすいのです。虚構の建物は何かの機会に必ず崩れて大きな被害を出すことになります。一般に安易に信じられているほど、人間の知性は優れたものではない、という自覚を持つ必要があると、私は日頃痛感していますが、継《つ》ぎ接《は》ぎで誤魔化し続けた虚構ばかりが人間の社会を覆っているのが現実です。その実例は身近にゴロゴロしています。二〇一一年の福島における原発事故も、そのような虚構を露《あらわ》にしています。原子力発電は安全で、クリーンで環境に優しく、経済性にも優れているというストーリーが、政治家、官僚、学者などが一体となってつくり上げられ、国民の脳の隅々まで浸透させられてきました。この原子力発電推進理論の統一した根拠は、経済的利益という通俗的なところにあります。だから強固に一致しやすく、歩調が乱れません。

このような強力な理論の前で、特に日本では反論や不安論は一般的に惨めな位置に立たされます。原発事故の可能性を説く反論や不安論は、特殊な人びとの心配症のように扱われ、現に世論の支持も得られませんでした。ヨーロッパとの違いを見せつけられます。チェルノブイリを参考にすれば、人口密度の高い日本で起きた今回の原発事故によるガンの発生は数十万人以上にものぼる可能性がありますが、それは一〇年も二〇年も後に現われます。もともと虚構の理論の上に推進された今回の事故の結果についても、またしても虚構の言い訳がなされ、本当の責任を取る人もなく、曖昧に処理されてゆくでしょう。

食や農をめぐる現実も同じです。土壌を保全し養う目はなく、化学肥料で安易な多収を狙い、その結果病気が多発して、それを押さえつける農薬を次々に開発し、頻繁に撒布する農業は正しい知性や技術の体系なのでしょうか。人間の賢い知恵の集積と言えるのでしょうか。既に作物を育てる力も無くした死んだ土を見れば、過ちに気付き、反省するのがまともな知性というものではないでしょうか。しかしミネラルやビタミン、その他の栄養成分が希薄化し、有害な残留農薬に富んだ野菜や果物などの農作物を見て、それが人間の生命にとって危険な状態だと気付く人もいますが、だからと言って農業のやり方を変えようと考える人は極めて少数です。これが人間の知的現状なのです。商品化された食品についても同様です。

世界中の大学に経済学部があり、著名な経済学者が活躍してきましたが、世界の経済は健全とはいえないばかりか、解決の難しい大問題ばかり孕んでいて、いつ爆発崩壊しても不思議ではない状態です。欲望やイデオロギーという遺伝子が深く植え付けられた脳と心で産み出す経済理論が純粋であることが、そもそも難しいのです。欲望に引っ張られ、目的に合わせた理論が組み立てられ、さんざん喰い荒らした結果、大不況になれば理論などヨコに置いて大量の資金を投入します。財政赤字に目をつむった財政出動で赤字はさらに悪化します。現在、いくつもの国や大企業が破綻しかかっていますが、これが人間の知性の現実的結果です。何しろ、利益のためにになら、もっともらしい理論を構築し、不要なダムも建設するというようなことが、あらゆる分野で行なわれているのですから、虚構があっちでもこっちでも崩壊する現象が続くのは当然なのです。

医療の世界でも、同様に、目や脳や心の曇った言動はどこでもまかり通っています。学術的見解ですら、生命から遠く離れたものが多く見受けられます。私は三〇年以上前から、歯周病は手術やブラッシングだけでは治らない、食の改善を前提にしなければ治らないと言ってきましたが、未だにアメリカ直輸入の土木工事式歯周病治療学が教育されています。だからほとんどの場合、治療を受けても歯周病は再発してしまうのです。

このように人間の目を曇らせるものは何か、本書で考え直してみたいと思います。定説や権威、常識や教育、先入観や独善、欲望や名誉など、私たちの目と脳と心、それが産み出す知性を曇らせるものはいくつもあります。それらを払拭し、澄んだ目で、浄らかな心で観察する時、私たちは生命について知っていることの少なさにまず驚かされます。わかったつもりになっていただけの部分の多さに驚かされます。

人間の無知を常に恐れ、限界を承知し、生命や自然を見つめる時、その目にのみ、生命は本当の姿を、ほんの少しだけ見せてくれます。私たちの前に広がるのは、自然科学であれ、社会人文科学であれ、不明の大海です。その前に佇む小さな生命である私たちの、真実を見つめようとする目、その目の前にのみ、人間の行くべき道がぼんやりと姿を見せてくれるのです。そして曇りない謙虚な観察者には継ぎ接ぎでない確かな道を歩んでいる安心が訪れます。どの畑で働く人も、深い観察をする人には確信が生まれるのです。

真実を知るためにはもちろん、人生に大切な確信を体内に築くためにも、正しい観察者としての態度は大変大切なものだと、私は思っています。大袈裟にいえば人類が道を間違え、大きな困難に直面するのを防ぐためにも。

四〇年間の臨床と三二年間の「良い歯の会」を貫いた私の思想とは何だったのか、最近考えます。そして老化に反して少しはよく見えるようになった私の目について、ここで振り返り、可能な限り曇りのない目を保持するための態度とは何かについてまとめてみたいと思います。

目次

第二章　いのちを耕す

第三章　いのちを再建する

イラスト／青木博之

第一章　いのちを見つめる

患者さんに現われる症状や回復の変化を観察していると、現在の医学ではその理由が説明できないことがたくさんあることに気付きます。その一つ一つが実は極めて重大な問題であるのですが、その不可解を解決しようとせず、わかった振りをするか、原因不明と決めつけ、不問に付してしまっている現実に出逢うことが多いのです。原因不明というレッテルを貼れば、医師にとっては安心で楽な決着です。あまり効果の期待できない薬を処方していれば責任も問われずに済みます。一方、患者さんは見放されたと同然で、治る見込みもなく、効果のあまりない薬を飲み続けるしかありません。希望を抱くことのできない、理由なき終身刑を言い渡されたと同じこととなってしまいます。

不明に対して、先入観のない目を向け続け、考え続けることは確かに負担は重く大変なことであり、原因不明のレッテルを貼ることは免罪符を得ることで、簡単に楽になれます。しかしそれは医学のあり方として望ましいものではありません。望みの持てない患者さんをさらに苦しませ、医学のあるべき方向への進展を阻止する重しとなってしまいます。医学以前の問題として、私たち人間が保つべき知性のあり方を基本的に踏みにじる生き方の選択に他なりません。不明に対して先入観のない真白な精神的スクリーンを開き、観察と考察を続ける知性を生きた知性と呼ぶなら、それを閉ざした知性は硬直した知性と呼んでよいでしょう。人間の歴史の舞台で起こるほとんどの不幸や醜い失敗は硬直した知性によって引き起こされてきた事実を多くの人が知っています。

話を臨床の現場に戻すと、現在まで進んできた医学研究によって明らかになってきたことも多いのですが、不可解な問題もあまりにも多いのです。たとえば咬み合わせの異常を正しく調整したら、長い間悩んできた味盲が全快した患者さんがいますが、なぜでしょうか。今まで多くの科の診察を受けてきたがその原因は不明とされ、当然全く改善もしなかったのに、咬み合わせの異常を正す咬合治療を行なったら、糖尿病が消えた人、アトピーが治った人、生理痛や生理不順があっけなく解消した人、目や頭の痛みが消えた人、何十もあった胃のポリープが消えた人、視力が向上した人、無気力が解消した人、そのほか数えきれないほどの不思議な変化を私は目撃してきました。それはなぜ起こったのでしょうか。原因不明で治療方法は無いと断定されている膠原病が治った例も何例も経験していますが、それはなぜなのでしょうか。

なぜなのかはまだ説明できないことが多いのですが、もともと原因のない結果などというものはあるはずはありません。私たちにまだその因果が見えていないだけなのです。そのような不明の多い現実に対して向かい合う私たちの知性のあり方の方こそ、もう一度検討してみる必要があるのです。

1、指にできた水泡が、なぜ咬み合わせの治療で消えるのか

最近もまた、経験したことのない不思議な症例に直面して頭を悩ませたので、それを具体例

として考えてみます。二〇年も前から私の歯科医院に通院していた女性の患者さんです。上顎に一〇本のインプラントを行ない、上顎全体の補綴《ほてつ》（クラウンやブリッジなどの被せ物）を終了した直後に予約し、来院した時に相談されました。補綴を行なった後には必ず、少なくとも一～二回の審査と微調整を行なうための予約をとるのが当院の常です。使用しての問題点や異和感はないか、私たちから見ての客観的な問題は残っていないか調べ、微調整を行なう必要があるからです。特に咬み合わせは一ミクロンの不調和があっても、実に様々な大きな不調を引き起こす可能性があるのです。

「歯とは関係ないとは思いますが……」と、その女性の人柄を現わす控え目な相談でした。

「最近、特に左手の指の水泡が悪くなってきた」というのです。三年くらい前から手指に水泡ができ、特に左側がひどい、この水泡が補綴が終了した後から増悪し、台所の水仕事がしにくい、というのが問診した内容です。肩コリなどの身体症状は全くなく、少し咬みにくさを感ずるといいます。

「歯の治療とは関係ないと思いますが、金属アレルギーとか何か関係あるのでしょうか」

今までの臨床経験からすれば、歯に原因があって小さな水泡の集合が手指に現れるという症状を見たこともないし、聞いたこともありません。しかし、補綴終了後に増悪したというのは治療との関係を十分疑うに足ります。考えてみなければなりません。

不可解は考え続ける

このような水泡や湿疹が現われれば、一般的にすぐに疑うのは感染かアレルギーです。ウィルスや糸状菌などの感染を一応疑う必要があるとは思いましたが、私の直感ではその原因はやや否定的でした。ウィルスの感染で水泡が現われることはあり得ますが、他の部位を除いて手指だけに出現するのが不自然です。白鮮菌が原因だとすれば、三年間も進行がなく安定していたのはなぜでしょうか。補綴終了後に白鮮菌が急激に増勢することはあるのでしょうか。

金属アレルギーも疑わなければなりませんが、その可能性も低いと思われました。金属アレルギーの様態はこのケースで見られた水泡とは異なって、湿疹や発赤の場合が主です。インプラントの金属、つまりチタンが原因で起きるアレルギーはほとんど見られないし、今回行なったインプラントよりずっと前から水泡が現われていた事実からして、インプラント原因説は弱いのです。補綴に用いた金属によるアレルギー説も強く疑うことはできません。同じ金属が以前からこの女性には用いられていましたし、前述のように金属アレルギーの様態はこの手指の水泡とはあまりにも異なります。金属アレルギーであるとすればなぜ右手より左手にひどく現われるのでしょうか。

現在のところ、他の原因を考えるとすれば、増悪したのが補綴終了後であることからして、咬み合わせの不調和を疑ってみる必要がありそうです。しかしかなり豊富な私の臨床経験に照らして、このような水泡が咬合の不調和が原因で生じた例を見たことがありません。また、私の推測の及ぶ外側で、何らかの体の不調が生じている可能性も否定できません。

これを原因不明と判断し、患者さんに説明するのは一番楽な態度です。しかしそれこそもっとも望ましくない知性のあり方です。不明なことはその無限の霧をそのまま胸いっぱいに吸い込み、抱え込み、考え続けることが大切なのです。

原因のない結果はない

原因が特定できないので、感染、アレルギー、咬合、その他の四点を疑いながら、消去法で一つずつ検討してみようと患者さんに説明し、私は考え続けました。

まず金属アレルギーの検査をしましたが、結果は私の直感どおりマイナスでした。インプラントと補綴物の金属に対する反応は無く、金属アレルギー説を否定しました。最初の相談から一カ月が経過していました。この間咬合調整を一回行なった効果があったのか、水泡はかなり軽減していました。

補綴後から水泡が増悪していたこと、咬合調整の後に回復傾向が見られた事実からして、私はやはり咬み合わせの不調和がもっとも疑わしいという感触を持ちました。しかし患者さんにはもともと肩コリなどの全身症状はなく、一回の咬合調整後は咬み合わせの異和感もないというのです。私が審査しても、もう咬合の問題点も見つからず、この先に打つべき手が見つかりませんでした。考えて続けて出口が見えないと頭は疲れて痛くなります。人間は自分の能力を超える難問に直面すると頭が痛くなるのです。しかし「今はわからない」という現実は素直にそのまま受け容れ、考え続けるしかないと私は思っています。私は患者さんに言いました。

「本当に申し訳ないのですが、今の私には何が原因だかわかりません。でもよく考えてみます。わからないと言っても原因のない結果はないのですから。考え続ければ手がかりが出てくると思います」

自信は全くありませんでした。咬合調整で良い結果が出なければ、次は水泡部分の細菌検査をしてみようと思っていました。

最初に質問を受けた一カ月後に、金属アレルギーの検査がマイナスと出た日、私は腕組みをし、しばらく考えました。前回の咬合調整で、既に望ましくない咬合の問題は見られなくなっています。それに咬合が原因で手指に水泡が出た例も経験がありません。しかしそれでも否定してかかってはいけないのです。患者さん本人にも自覚できない僅かな咬合不調和が原因になる可能性もあるかも知れないからです。

なぜ右手の手指の水泡はほんの僅かなのに左にひどく出ているのか、私は考えました。左手に水泡がよりひどく現われる原因として咬み合わせを疑う私の直観には、僅かばかりの読みがありました。この女性の下顎は骨格の形態が影響し、どうしても左に重心が偏位しやすく、咬合調整を行なっても完全には重心を正中に補正できなかったのです。下顎の重心が左に偏位すると、多くのケースで左側に首や肩のコリが現われやすくなります。他の不具合も左に現われる例が多いのです。

考えた末、私は咬合に詳しい歯科医と技工士を呼び、三人の目で見て協議することにしました。協議しながら集中力を高め、長時間かけて私は微調整を行ないました。最後に、右の小臼歯の咬合小面（咬み合った時に上下の歯が接触する面）の形態について議論しました。円形か楕円形より細長い形態をしているのが気になりました。歯をヨコに滑らせる時、少しひっかかりがあるのかも知れない、協議の結果、それを円形に修正しました。細心の協議と調整を重ね、最後に追いつめた結論です。これでダメならもう私の力が及び得ない謎なのかも知れません。

咬合調整は一度削ってしまえばもう元に戻らないから失敗は許されません。全神経を集中した頭の痛くなる仕事です。

この一削りが終わった後、咬み心地を試してもらうと、

「あっ、自然になった」という反応でした。

この咬合調整の二カ月後に確認のため来院してもらうと、水泡は完全に消失していました。よく見なければ痕跡もわからないくらい、手指の皮膚は滑らかになっていました。私は患者さんと喜び合いました。

患医協力の大きな力

この例でも感じましたが、治療というものは患医共同の闘いがうまくいった時に、より大きな力が発揮され、良好な結果が得られるものだということを思い知らされました。この女性はとても人間性が善く、知的で、私との間には強い信頼関係が築かれていたので、このような良好な結果に到達できたのです。両者の知性のあり方が、不明から答えを探り当てることができたといえます。

長年治療に携わっていて、私たちの仕事がどれだけうまくゆくかは、身心のコンディションが大きく左右すると思います。身体的コンディションを整えるためには、当然私も日常的注意を払っていますが、精神的コンディションには相手である患者さんも深く関係します。特に緊張の極みで集中力を持続し、思考と技術のその先に直観をスパークさせ、新しい事実を探り当てようとするような作業では、患者さんの人格や知性のあり方も大きく物をいいます。医者と患者の間に信頼と協力があり、患医共同の構築がなされてはじめて困難を克服する作業が可能になるといえます。たとえば、いつも疑いの目を私たち医者に向け、すぐにクレームをつけるような患者さんの前では、私たちの心も頭脳も手も硬直してしまいます。スポーツ選手も精神的状態の良い時に、良い成績を出すことができます。演奏家も精神的状態の悪い時には、最高の演奏をすることは難しいのです。身心のコンディションの良い時に素晴らしい演奏ができるのです。観客の良し悪しが舞台の出来具合を左右するのと同様、最高の状態を医師からうまく引き出す力も、患者の治る力のうちであるのです。

2、歯を治すと心が変わる

自殺願望が消えた

臨床現場で目撃する人間の身心に起きる不可解な現象は本当に数えきれません。特に神経系や心に起きる不思議な現象はその理由を理解するのが難しい例が多いのです。日常臨床で、特に咬み合わせの不調和の治療を行なっていると、毎日遭遇するのですから、人間の生命の動き方の多くの部分がまだ解明されていない証拠です。無気力やウツ傾向の気分が、治療の結果改善する例などは頻繁にある例なので驚くことはありませんが、あまりにも劇的に心が一変し、さすがに驚かされた例が二例あります。二例とも女性ですが、二人とも子供の頃から自殺願望で、いつも死ぬことばかり考えていました。自殺未遂も繰り返しています。

一人は北海道からご主人と来院し、遠方からなので初診日に時間をかけ、できる限りの咬合調整を行ないました。三八歳の女性ですが一〇歳頃から自殺願望があり、身心ともに苦痛に苛《さいな》まれ続けてきました。初診時に行なった、たった一回の咬合調整後、帰った北海道からすぐに次のような手紙が届きました。

「先日は良い治療をしていただきまして、ありがとうございました。驚くばかりの変化の中で、なによりうれしかったのは精神的なことです。私は十才の時から自殺願望があり、性格の重さ、暗さに耐えがたく生きていました。これが私の性格、苦しむのが人生と思っていました。それが先生に少し診ていただいただけで、体の重さだけでなく、絶えずつきまとう心の暗い不安、ゆううつがとれ、真白いからっぽの心になったのです。（中略）以前は、ドロドロの真黒いコール・タールの海を泳いでいるようで、ねばりつく暗闇に少しも進めず、疲れはてていました。それが、私にも、こんなにおだやかな安らかな心で豊かに幸せに元気で生きてよいなんて……涙が出てしまいました（略）」

咬合調整を境に、心や生き方、元気さが一変したことがわかります。脳神経系に何かの変化が起きたと考えられますが、現在の医学では説明できません。なぜこのような劇的な変化が起きたのか因果関係もプロセスも解明されていませんが、咬合調整によって起きた変化であることだけは確かです。

心が劇的に、しかも一瞬のうちに変化した二例目は三二歳の女性です。歯の色が黄色っぽくて気になるので白くしたいという希望で来院しました。外見は色艶もよく元気そうで、笑顔も

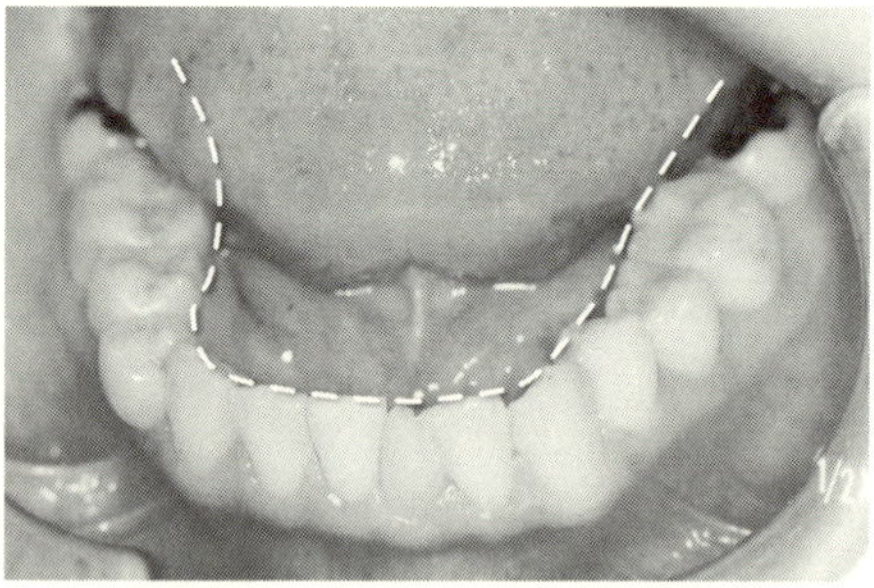

写真①　32歳女性の下顎歯列弓

右（向かって左）だけがギターのようにくびれている。症状が重いタイプ

あり、話し方も快活でした。今考えると、まだ活力の消耗が進行しない状態で、早く治る力が残っていたのかも知れません。一般的に顔の色艶が悪くなり、暗い表情になってしまった人は治る力が弱いのです。治るのも少しずつで、長期間かかる例が多くなります。

私から見れば歯の色は特に気にする状態ではなく、むしろ硬い、丈夫な歯の色でした。この歯の状態を特に気にする人には、むしろ精神状態に異常がある人が多いのです。私が目に止め、心配したのは全く別のサインについてでした。手首にたくさんリストカットの跡があり、首には二本、ロープで絞めたような赤い線がまだ生々しく残っていました。

「どうしたんですか」と問診すると、女性は意外なほど屈託のない調子で素直に答えました。いつも死にたいという思いが強く、少しのことでも精神的に混乱、手首を切ってしまうのだと言うのです。

さらに家族の話によれば、目を離した隙に首を吊ったり睡眠薬を多量に飲んだりするので常に見ていないといけない状態であるといいます。一度に一四〇錠の睡眠薬を飲んだり、首を吊ったりで自殺未遂を繰り返し、救急車で運ばれたり精神科に入院したりしてきたそうです。

この女性の歯列弓形態（写真①）は、この後詳しく述べますが最近の日本人に急増している退化形の、右だけがG形で、症状は重いタイプです。上顎と下顎の位置関係（顎位）は右の咬合高径（高さ）が低く、下顎がそっくり左側にスライドしたように偏位していました。

私は、左に偏位している下顎を真ん中（左右・前後・高さの三次元的正中）に補正するバイト・トライと呼ぶ試験をしてみることにしました。脱脂綿をやや硬めに巻いたロール・ワッテやガーゼを適当な厚さに重ねて左右の臼歯に咬ませ、下顎のズレを補正して姿勢や症状の変化を確認する試験です。咬合高径が低い右側には太目の、左側には細目のロールを咬ませて高さを調整し、同時に左にズレている下顎を右に誘導し、高さ、左右、前後的に見て正しい真ん中の位置に補正するのです。

バイト・トライの結果はすぐに、劇的に現われました。彼女が「良い歯の会」という健康教室の機関紙「いのち」に、バイト・トライと治療の経験を次のように寄せてくれました。

「『ためしに、この綿を奥歯でぐっと噛んでみて下さい』と言われました。すると、びっくりするくらい体が軽くなり、肩が楽になり、何より頭の中がすっきりしたのです。（中略）

そして二週間後ワクワクしながら待った、スプリント（マウスピースのようなもの、引用者注）が出来上がりました。効果はてき面で、つけたとたんに体が軽くなり、肩コリが治り、冷え症が治り、そしてなにより考え方がすっかり変わりました。まず、今まではクヨクヨ考えても行動できずにあげくのはてに自傷に走っていたのが、考えたら即、行動出来るようになり、活発になりました。また自殺をしようと一切考えなくなりました。」（「良い歯の会」機関紙「いのち」二四号〈二〇〇五年〉より）

ここに示した二例は、咬合改善と同時に、瞬時といってよいほど短時間に、考え方が一変した症例です。他に一年も二年もかけて少しずつ、しかし結果としては考え方や人格が一変してしまった症例も見てきました。他者に対して恨みや疑いの気持ちしか持てなかった患者さんの心が一変し、人に対しての疑いや恨みが一切なくなり、温かい心がふつふつと湧き上がってくるようになったという例も経験しました。このような現実を目撃することが重なると、思想とは一体何なのか、根底から考え直す必要があるのではないかという思いに迫られたりします。

事実をありのままに見る

咬み合わせのズレを改善して、心の持ち方や考え方、生き方、人格がすっかり変わってしまう例があるのは事実です。しかしどのようにしてそのようなことが起こるのでしょうか。思想や人格が形成される要素として、脳や中枢神経のハード面の状態が、どのように関わっているのでしょうか。

例に示したような劇的な変化は少数例ですが、頭に雲がかかって考えがまとまりにくい状態が解消したとか、頭がクリアになって、集中力が増したというような例は多いのです。ウツ気味で無気力だったのが、頭がさわやかになって気力が充実したという例も多数あります。頭痛が消えたり、不眠症が改善したりというのはさらに多い例ですが、これも脳に何かの変化が起きたことを窺《うかが》わせます。人を刺したいとか、一日中お金のことばかり考えている、といった症状が、別人のように改善した例も見ましたが、これらも脳に何らかの変化が起きた可能性が高いと考えられます。

これらの現象が起きる理由は、まだほとんど未解明で、わかっていることは少ないのが現状です。不明のことが多い現実に対しては白紙の心で、柔軟な思考で対応してゆくことが基本的な望ましい姿勢である、というのが私の考えです。多くの臨床例から共通する法則を重ねて抽象化し、仮説を立てて研究することは必要ですが、決めつけることは避けなければなりません。まして、これは現代医学では不明なこと、と決めつけ、解決への努力に蓋《ふた》をすることはもっとも避けなければなりません。

咬合調整やスプリントの使用により、咬合関係を変えると、なぜ前記のように心や頭脳の働き、つまり精神活動に大きな変化が生じるのか、私はずっと考え続けてきました。第一に、なぜ歯の処置によって精神に大きな変化が起きるのか、因果関係はどうなのか、それを知りたいのです。第二に、処置後、極めて短時間で劇的な改善が見られる例と、長い期間かけて次第に改善する例が観察されますが、その違いはなぜ起きるのでしょうか。

これについて学界ではまだ全く解明されていませんし、取組さえ見られませんが、臨床的観察に照らしての私の直観は次のとおりです。

まず、第一の問題、なぜ心や頭脳の状態が良い方向に大きく変化するかです。多数の症例を観察すると、次の共通点が顕著です。

顔や、体の形態（姿勢）の観察をすると、次のルールが明らかにあるといえます。咬み合わせに異常があると、上下の歯の不自然な接触（衝突）によって、下顎の位置（下顎位）が前後、左右、高低など三次元的方向にズレます（偏位する）。下顎が偏位すると、顔の形態に歪みが生じます。たとえば鼻筋からオトガイ（頤）にかけて右か左に曲がったり、下顎が後退し、鼻が突出して見えたりします。左右の頬のふくらみの差が目立ち、左右の目の大きさに差が生じ、左右の目尻も水平ではなくなり、片方が低くなってしまいます。さらに観察すると、左右のシワの量に差があり、目の下の隈も、目尻が下がった方が深くなります。顔の左右のボリュームに大きな差が見てとれる例が多いのです。

顔の形態にこのような非対称（歪み）があると、首は下顎が偏位している方向と逆方向に傾斜します。顔を観察して右の頬がふくらんでいれば、首は左に傾くのです。そして右の肩が下がります。下顎が偏位した結果生じた頭部の重心の偏位に対し、身体が倒れないように調節を働かせた防御姿勢であると見られます。この頭部と首の傾斜を、脊柱全体で次々に調節した結果が、脊柱側彎状態の姿勢であると観察しています。この体の彎曲の仕方には明らかな法則性があります。
下顎の偏位の結果の身体の歪んだ形態と、体や頭脳の働きに現われる異常な症状にも、強い関係性が認められます。顔の形態を見て、頬がふくらんだ側、たとえば右の頬がふくらんでいれば右の首に痛みやコリが現われます。右の肩が下がり肩の痛みやコリ、腕が上がらないなどの症状も現われます。右の腕や足にもしびれや痛みなどが現われます。体の冷えはほとんどの例に認められます。そしてふくらんだ右の頬の反対、つまり左の目が細く、目尻が下がり、視力低下、視界狭窄、目の痛み、涙目、乾き目、網膜剥離なども現われます。

他の身体的異常もかなり高い頻度で現われます。高血圧、胃の不具合、生理痛、生理不順などです。

精神的異常も程度の差はあれ、現われます。不眠、集中力低下、不安、無気力などは多く見られる症状ですが、ひどくなると各種の精神異常的な症状が現われるようになります。

下顎が右方向よりも左方向に偏位した方が症状がひどいケースが多く見られます。また、咬合治療を行なって下顎位の偏位を改善すると、顔や体の形態が左右対称に近づき、症状のほとんどは解消したり、大きく改善したりします。これらの観察結果から、咬み合わせの異常が、前述のような身体的歪みを引き起こし、その結果、心や頭脳の働きや状態を左右していることは疑う余地はなさそうです。脊椎動物、特に二足直立歩行の人類は、左右対称性が崩れると生命活動に大きな支障が生じるようです。

時間がかかる例とかからない例の差は

では、処置後すぐに、暗闇にパッと電灯が点いたように、精神が正常に戻る例が見られる理由は何なのでしょうか。映りの悪いテレビをグイと捻ったり、ドンとたたいたりしたら突然正常画面が飛び出してくるような印象から言えば、下顎位を改善し、体の形態が正常に戻ったのに従って、脳神経か中枢神経の圧迫か引っ張りなどが解消し、正気に戻ったと感じられます。瞬時に頭や心の働きが正常に戻ったのですから、脳そのものや中枢神経の細胞が壊死したりはしていず、歪みが正され、圧迫や引っ張りなどが解消されれば、すぐに正常に働ける状態だったと考えてよいでしょう。神経細胞の壊死など、実質欠損があれば、歪みがとれてもすぐに機能は戻らないはずです。

一方、処置後、一年も二年もかけて少しずつしか回復しない症例では、実質欠損が生じていたのではないか、それが私の直観でした。歪みによる圧迫や引っ張りなどが解消し、実質欠損していた部分が修復されるに従い、ゆるやかに機能が回復する、それは骨折や神経の切断が起きた後、損傷部の修復にともなって次第に機能が回復する様によく似ています。

以上は全く私の推測であり、仮説です。現在不明な問題は、観察を重ね、仮説を立て、検証してゆくしか方法はありません。この仮説にしたがって、今私は次の検証を進めています。そのような検証が進めば、なぜ死にたい人が生きたい人に変化するのか、少しずつ解明されると思います。

「心の病は脳の傷」

脳に実質欠損が生じているのではないか、私の直観はずっとそれを疑っていました。それをある著名な脳科学者に質問したら、即座に、きっぱりと否定されました。しかし私の疑いは同じ場所に何年もとどまっていたのです。

そんな私は三年前、一冊の本の書名に目が止まりました。『心の病は脳の傷』、東北大学医学部名誉教授、松澤大樹先生のインタビューをまとめた本です（西村書店、二〇〇八年）。それによれば、ウツ病と統合失調症の患者の脳を先生の考案した角度からＭＲＩで断層撮影すると、扁桃体に穴があいているというのです。いじめなどの強いストレスにあうと、扁桃体は通常の倍くらいに膨張し、欠損が生じて穴があくといいます。扁桃体は「心」を生む脳の主役的存在であるのです。

これだ、と私は思いました。欠損があるから、歪みが正されてもすぐには機能が回復しないのではないか、という私の直観に答える事実です。

その後、患者さんを松澤先生に依頼し、脳の画像診断をしてもらうと、果たして扁桃体に穴があることが確認されました。咬合性ストレス（咬み合わせの狂いによる苦しみ）は強烈なものです。人間を破壊してしまうほどに強いケースも多いのです。

現在、扁桃体に穴のあいている患者さんの咬合治療を行なって、下顎の位置を正常に近づけて咬合性ストレスを解除し、脳の穴が消えるか否か観察中です。私の直観は当たっているようです。穴は六カ月で半分になるぐらいの速度で、ゆっくり縮小しているのです。

3、心には形がともなう

生きる力が甦る仕組み

心とは、形や目に見える手がかりがなく、扱いにくく得体の知れぬもの、という印象がつきまといます。しかし臨床的観察からすると、電気器具のように配線などを直せば機能が戻る、という性質が確かにあると見られます。しかし、環境も体験も変化がないのに、歯を直して姿勢が正されると死にたい心が生きたい心に変わる現象は何を示唆するのでしょうか。心にとって、教育、読書、環境、体験などに、あまり大きな意味がないとも思われる劇的変化を目の当たりにすると、考えさせられてしまいます。

現在のところ、私はこう考えています。心の働きには脳や神経系の配置というようなハード面がもっとも重要な基本になっていて、それに体験や教育、環境などが入力されてゆき、ソフトが出来上がると考えられます。だからハードに歪みや欠損が生じればすぐに心は狂います。

脳と神経系の構造を正常に保つことは、心にとって何よりも大切な基本です。反面、ハードに入力する教育や体験によって、心というソフトはどのようになることも可能です。一卵性双生児を、別々の宗教教育下で育てれば、全く別の思想や人格が形成される可能性が強いはずです。

では、死にたい心が瞬時に生きたい心に変わる動機とは何なのでしょうか。体験の変化もないのに生きたい気持ちが溢れてくるのはなぜなのでしょうか。きっと、〝生きる〟という目的に向かう本能が、体験などが入力される以前にプログラムされているのであろうと、私は考えています。身体的にも精神的にもこのプログラムがもっとも活発に働ける条件を整えてやること、これが生きる力を強める条件であり、生命を見つめる目の持つべき礼儀であろうと考えています。

見つめる、観察する、凝視する、いずれの言葉を用いてもよいのですが、じっとこれを続ければ必ず、次第に視界が開け、真実が見えてきます。生物は進化の過程で、機能を手に入れるために必要な形態を獲得してきましたから、形態には必ず意味があります。まず、形態を観察することが大切です。同時に、機能は細胞や体液などの質によっても大きな影響を受けます。対象が人間や動物であれ、作物や花などの植物であれ、色や艶、充実感などの質を見る目を持たなければなりません。それをじっと観察すれば、生命の状態、機能の程度、そしてその背景にある環境や食や生活習慣などの全貌が見えるはずです。それらの観察を統合し、現在ある生命の状態やその因果、より改善すべく進む方向、そのために取るべき対処などを考える、私はそのように生命に向い合いたいと思っています。私が心がけている全人的診断と治療の基本はそこにあります。

形態が崩れれば、人間が崩れる

形態を観察していて気付かされた事実はとても多いのですが、その中で現代の日本人や、日本民族の将来に陰を落とす重大な現象について記しておきたいと思います。

日本人の顔を見ていて、口唇が水平でなく、右（右手がある側）に向かって上がっている例が多いことに気付かないでしょうか。口唇がかなり急角度に右へと切り上がり、右の頬がつぶれ、左の頬がふくらんでいます。右目が左目に比べて細く、目尻が下がっていることも特徴です。このパターンの人では左肩が下がり、首が右に傾斜しています。政治家やタレントなどの有名人をテレビや新聞、雑誌で見れば、このパターンの人が日本人にかなり多いことに気付くはずです。

多くの患者を診断し、海外の調査も行ない、この顔形の人の歯列弓形態には共通した特徴があることに私は気付きました。下顎の歯列弓の右側が小臼歯部で舌側に、ギターの胴のくびれのように凹んでいて、右側の小臼歯、大臼歯が舌側に倒れ込んでいるのです。左手がある側、つまり左が凹んでいる例は少数で、右側のみが凹んでいる例が圧倒的に多いのです。次に目立つのは左右とも、小臼歯部が舌側に入り込んでくびれ、まさにギター形（瓢箪形）になっている例です。

このような顔形と歯列弓形をしている人の身心の状態は、私は問診しなくてもわかります。右の視力が落ち、左の首や肩にコリや痛みがあり、胃弱や腰痛などがひどく現われやすいのです。精神的には余裕がなく、切れやすい。また、粘り強い、バランスのとれた思考が難しく、ヒステリックで過激な思想や発言に傾きやすいと見られます。

このタイプでは若い女性も増えていますが、体力、気力ともに弱く、日常的にも疲れてヨコになることが多い生活です。体が冷え、生理痛、生理不順で不妊症も目立ちます。不妊症を主訴として来院する女性も年に何人かは必ずいる現状です。最近、三二歳の女性が来院し、不妊治療の成果が上がらないで悩んでいると言います。スプリントを装着して、下顎の重心を体の重心に合わせ、調整を始めましたが、体調は順調に回復しています。この調子だと、大体一年後には妊娠する可能性が高いから、期待して頑張るようにと話しています。もちろん頭痛、首や肩や腰のコリや痛みも伴っている症例です。本章2項で示した自殺願望の女性もこのタイプでした（本稿執筆中にこの女性は妊娠し喜びましたが、残念ながら流産しました。しかし今まで、妊娠の徴候すらなかったので、本人も今後に希望を持っています）。

退化はU→P→V→G形と進む

人間の下顎の歯列弓形は、もともと逞しいU字形でした。しかし少し食生活が軟食化すると

U字の肩が丸まった、優しい放物線形（パラボラ形＝P形）に変化してきました。火を使った料理（火食）を食べるようになって軟食化が進み、精製食が増えるにしたがってさらに軟食化が進んできたのです。軟食は咀嚼回数の急激な減少をもたらし、P形はV字形歯列弓へ、そしてギター形（G形・瓢箪形とも言えます）へと変形は進行してきています。

このような形態的変化を私は退化として把えていますが、人類学的スケールで見れば最近の一瞬に現われた変形なのです。異変と呼んでもよいものだと思います。人類が最初に二足直立したのが約五三〇万年前、つまり猿人の出現したときでした。それからずっと最近まで、人類の歯列弓形態はU字形だったのです。自然の硬い物を咬んでいたから、そのような形態になったのです。使うことによって獲得した形態がU字形で、必要な役割を果たすための形態でした。

縄文人（約一万八〇〇〇～二三〇〇年前）はもちろんU字形でした。江戸時代でも普通の人はU字形もしくはP形（放物線形）で、ごく少数の公家や将軍家に、V字形に近い歯列弓が現われはじめただけなのです。火を通した軟らかい食物を、お毒見の後に食べていた貴族の退化形だったわけです。いや現在でもモンゴルの遊牧民、マサイ族、ブータンの山村の人びとなどのように、伝統的で自然に近い食生活をしている人はU字形またはP形なのです。つまり、食生活が軟食化、加工食品化すると、たった一代で退化が進み、V形、G形となってしまうわけで、使わないものはダメになるという生物界の法則の恐ろしさを知らされます。

問題はU→P→V→G形と下顎歯列弓形が変形してきたのと並行して顔が細長くなり、身長は伸びて猫背化し、身心の力が著しく低下してきたという点にあります。生きる力、つまり体力、気力が低下しただけではありません。頭、首、肩、背、腰などの痛みやコリ、吐き気、めまい、ひどい疲労感などの全身症状が重症化してきました。学校や仕事に行けない人がどこにでも見られる状態になってしまっています。視力や頭の働きは低下し、精神的崩壊も増加、重症化してきました。

主に軟食化が原因で咬まなくなり、咀嚼回数が大幅に減少した結果生じた、このような身心の崩壊をどのような言葉で表現したらよいのでしょうか。人類がいままでに経験しなかった、全く新しい現象ですから、それをそのまま表す適切な言葉は現在見当たりません。新しい造語をもって当てるしかないのです。私はどのような言葉がこの実態をよく表わすか、ずっと考えていますが、まだぴったりした言葉が見つかりません。そこで私の著作等では仮に、〝退化〟という言葉でそれを表現してきました。〝退化〟という言葉を用いれば人類学者から異論が出るのは承知しています。人類学で用いる退化とは、進化にともなって起きる不要になった器官が小さくなったり数が減ったりする現象を指し、むしろ新しい能力の獲得の過程を意味していきます。前向きな内容を持った言葉なのです。また、何億年以上もの長い期間で見て、その変化が一代限りのものではなく、遺伝子に組み込まれた状態を意味します。したがって使わなかった脚が弱って退行しても、また鍛えれば回復する、という状態を退化とは呼ばないのです。

人類学がいまだかつて経験したことのない、全く新しい事態が起き、進行しているのだと、私は考えています。まさに、未経験の退化、つまりあまりにも短期間に、急激に進行しているがために人類学の物指しには合わない退行、萎縮、能力の喪失が進行しているのです。進化に伴う退化は、新しい器官の発達や能力の獲得を意味しますが、現在、日本人に起きているのは形態と能力の喪失や混乱だけであり、新しい能力の獲得どころの話ではありません。学術的にこの現象を退化と呼ぶのは慣用から外れますが、私はあえて、当面、日本人に進行する激しい退行現象に退化という言葉を当ててゆきたいと考えます。よりふさわしい言葉が見つけられた段階で切り替えればよいでしょう。

私の予感の一部ではありますが、これから何万年も先になって振り返って見れば、あの時、進化を伴わない全く新しいタイプの退化が起きていたのだと考えられる時が来るような気がしてならないのです。自然の法則を重視せず、文明に依存することを選択して生きた生物がどのような結果に辿り着いたか、反省される時が来ると思います。

便宜的用語と割り切って退化という言葉を使えば、現在、私の診療所の患者の大半を占める人びとの苦しみの病態をよく表わすことができるように感じます。

歯列弓がU→P→V→Gと変形すると、顔形と姿勢が写真②のように変化します。

各歯列弓形には次の特徴が見られます。

・U形　左右対称で、面積の大きな、安定したU字形。大臼歯まで直立し、萌出度も十分で背丈が高い。全体的に咬耗が見られる。

・P形　左右対称の優美な放物線形。大臼歯まで直立し、萌出度も良好。咬耗はU字形より少ない。
・V形　V形で前歯に近づくにつれて左右幅が小さく、舌尖が前に出にくい。小臼歯、大臼歯は舌側に傾斜し、萌出度は不十分。咬耗はほとんどない。
・G形　小臼歯部が舌側に入り込んでくびれ、ギターまたは瓢箪形をしている。小臼歯、大臼歯ともに舌側に傾斜し、萌出度は不足。咬耗はない。

顔と体の形態（姿勢）にも明らかな違いが認められます（写真②）。U形の人の体形はずんぐりして、背丈は小さく、しっかりしています。肩は水平、首は直立し、顎は引き、猫背もありません。顔は下顎角（エラ）が張り、四角張って左右の幅があり、タテに短い低広顔です。左右の目の大きさは等しく、水平です。鼻筋からオトガイにかけてまっすぐで顔の曲がりがありません。表情が明るいのも特徴です。

P形も体形はU形に近く、姿勢の歪みは少なく、猫背もありません。顔は幅が広く、下顎角も張り、しっかりしています。目や口唇はほぼ水平ですが、顔に多少の曲がりが見られる例もあります。

V形の人の姿勢は大きく崩れています。左右の肩の高さが違い、首は傾き、猫背です。顔は下顎角が細く、オトガイも細く、鼻筋からオトガイにかけて右か左に曲がっています。左右の

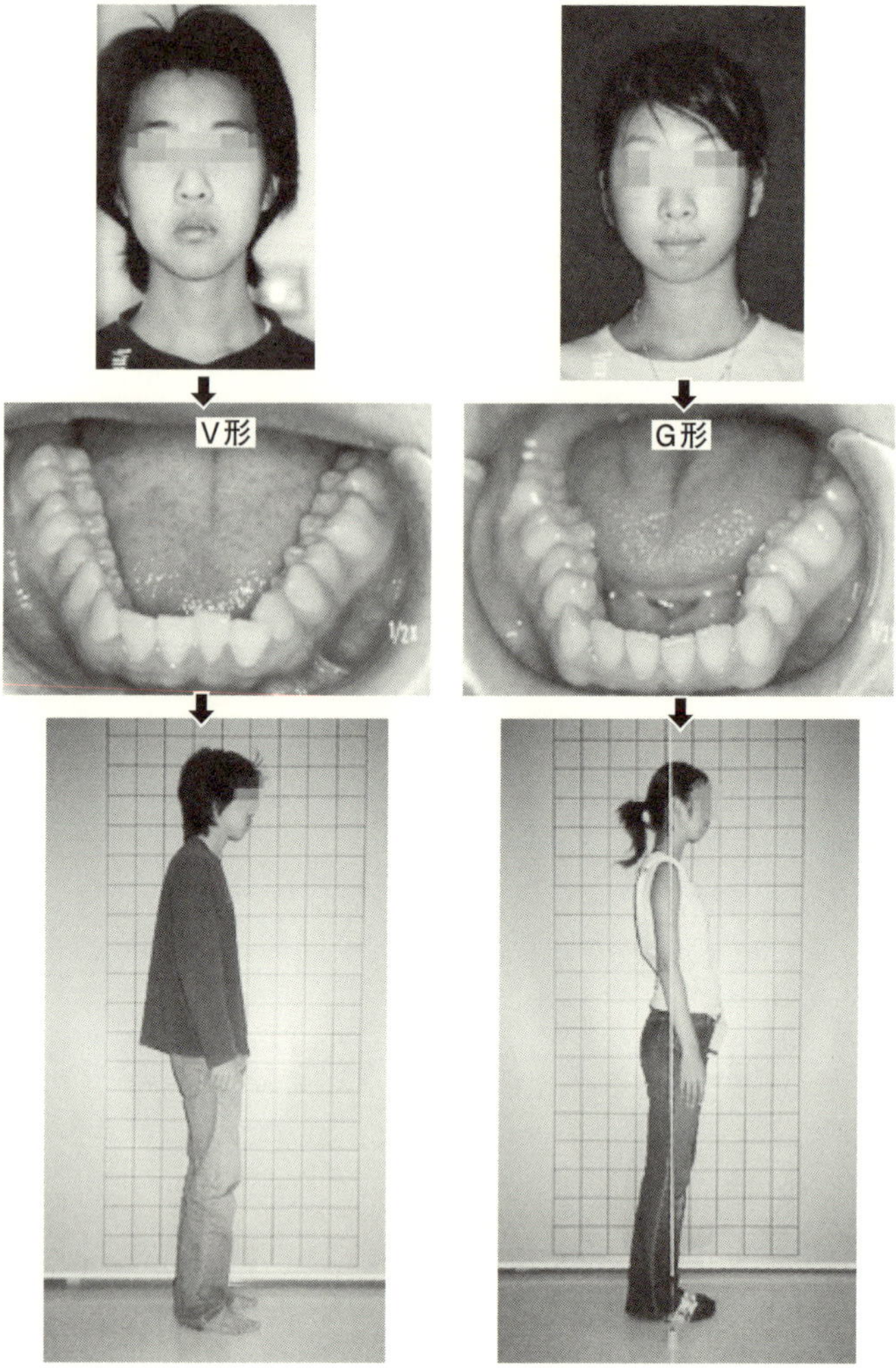

進行する歯列形の退化

細長くなり，オトガイにかけて曲がる。また姿勢は長身となり，猫背化するこ

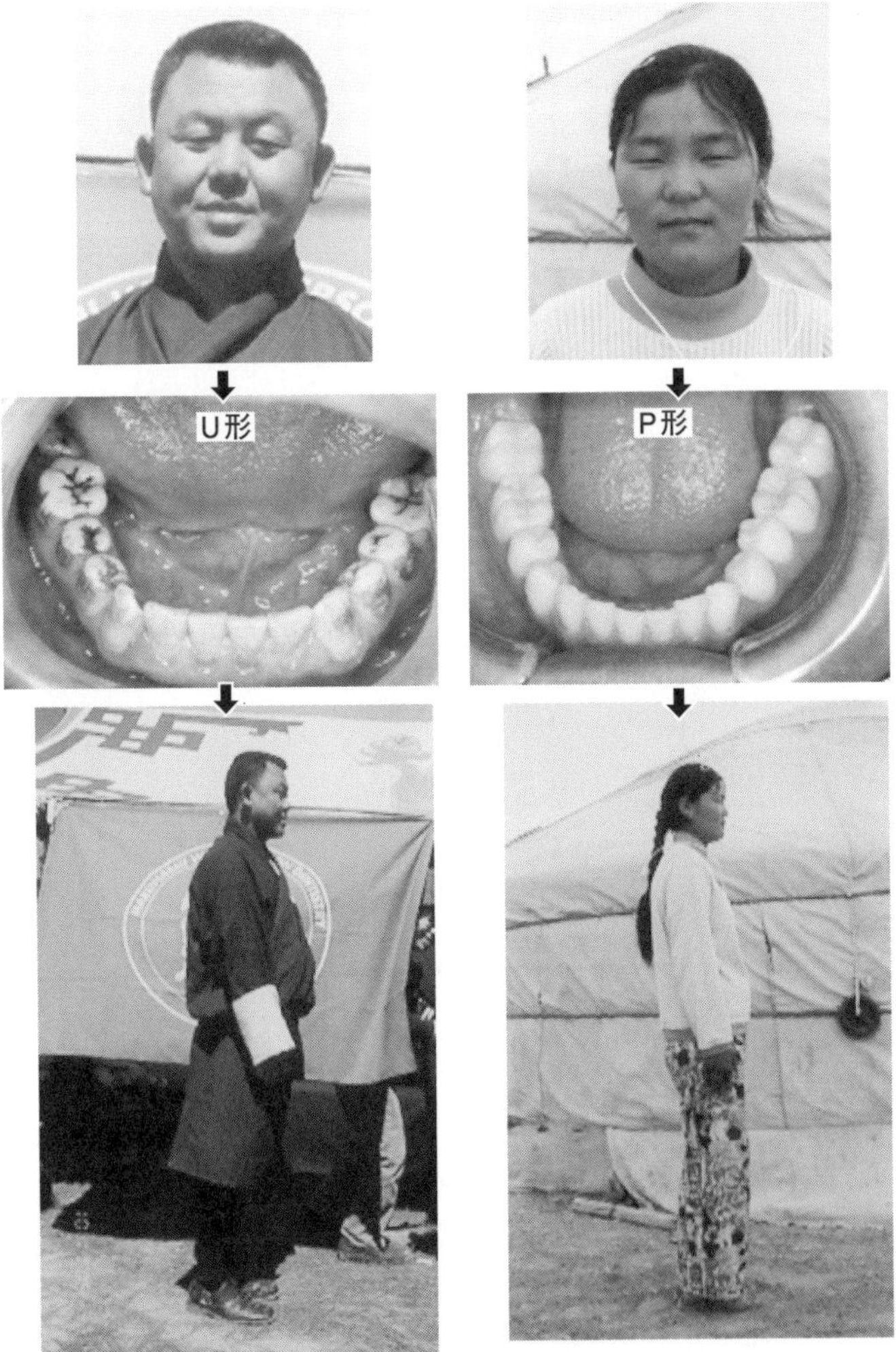

写真② U・P・V・G形と

UとP形は健康で，VとG形は重い身心の症状を伴う。

U・P・V・G形歯列弓の人の顔形と姿勢を比較すると，退化とともに顔形はとがわかる目の大きさが異なり、目や口唇が水平ではありません。面長な高狭顔（タテに面長なお公家顔）になっています。

G形では体形も顔もV形に見られた退行的変形がさらにひどくなっています。顔の左右非対称が顕著で、皮膚の色や艶、充実感が悪く、一目で生命力が弱っている様が見てとれます。体調はUからG形へと進むにつれてどんどん悪くなります。U形の人を調べても、肩や首のコリすらなく、体力、気力ともに充実して厳しい労働に問題なく耐え、よく働いています。性格も明るく、良好です。

P形の人も体調に特に問題は見られません。肩や首のコリもほとんどありません。表情も明るく、人格良好です。残念ながらU形とP形は現在の若い日本人には極めて少数しか見られません。大部分はVかG形なのです。

V形の人で体調に問題のない人は皆無です。ほとんどの人に重い、苦しい症状が現われています。肩や首、背や腰のコリや痛みなどはほぼ全員に見られますが、その程度では納まりません。通常の生活にも努力が必要なほど体力や気力が落ち、少し多忙だった後は寝込む人も多いのです。学校や仕事に行けない人も見られます。もっとも心配なのは、特にG形の人には精神的に破綻を来たしている人が目立つことです。

硬い物を咬まない、つまり顎を使わなくなったことによって歯列弓や顎が退行的変形を起こします。それが引き金となって咬合不良となり、下顎位が偏位して姿勢が崩れ、体と精神の健全な機能を喪失してゆきます。日本人の個人だけでなく民族単位でそれが増加、進行していま す。私は当面、この現象を退化という言葉で表わし、問題の深刻性を訴え、解決の道を考えてゆきたいと思います。

4、脳は正しい位置に置け

視力と咬み合わせ

咬み合わせの異常が原因で心の病が起きる、とはにわかには信じられないかもしれません。しかし、脳の働きである感覚器官の低下につながるということならば、理解されやすいでしょうか。咬合異常による視力低下の例は非常に多く見られます。視力低下ばかりでなく、目には多様な異常が生じます。目の奥の痛み、目の重さ、涙目、乾燥目、眼球突出（バセドー病と診断されている例が多い）、斜視、飛蚊症、チックなどの症状を訴える人が多いのですが、高校生などの若年者で起きる網膜剥離も咬合異常が原因になっている場合が多いようです。

どのような咬み合わせが原因になるかと言うと、もっとも多いのは上下の前歯が強く衝突するパターンです。正常な咬合では奥歯で咬んだ時、上下の前歯は当たらず、少しの空隙があります。薄い紙を前歯にくわえ、奥歯で強く咬み合わせた時、引っ張れば紙が無抵抗に抜けてくるのが正常です。抵抗を覚えながらやっと抜ける状態は既に緊密すぎ、目の疲れが出やすい咬合です。引っ張っても抜けず、強く引くと紙が切れてしまう状態では、ほとんどのケースに視力低下が起きているし、目の痛みもかなりの頻度で現われています。

前歯が強く当たる原因は、奥歯が低いか、または前歯に入れた陶材などの補綴物の調整が高いか、どちらかです。奥歯が低くなる原因にも主に二つあります。奥歯に入れたクラウンやブリッジ、義歯などの補綴物が低く作られているケースがもっとも多く見られます。もう一つの原因は、最近の若い人は軟らかい物しか食べずに育ったために、大臼歯への咬合圧が不足し、萌出不足（背が低い状態）で、結果として奥歯が低くなっているものです。

咬合異常が目の異常を引き起こしている事実は簡単に証明できます。前歯が衝突しないように、奥歯にガーゼを丸めたものを咬ませれば、症状が瞬時に、劇的に回復します。目の痛み、重さが消え、視野が広がって明るくなります。同時に頭痛があればそれも消え、頭がすっきりします。バイト・トライと私が呼ぶこの試験を行なうと、多くの患者さんが驚きの声を上げます。

「あ、目の痛みが消えた。よく見える！」

と嬉しさのあまり高い声を発するくらい、この回復は劇的です。前歯の補綴物の舌側が厚すぎ、衝突している場合には、補綴物を削る咬合調整を行なっても同様な効果が現われます。視力計で測定すると、処置の前後で〇・五から一・〇程度の幅で回復するケースが多いのです。

実は少し難しい話をしますと、下顎が右か左に偏位（ズレる）しても、視力低下などの目の異常は起きます。下顎の重心が左に偏位したケースを観察すると、左の肩が下がり、首は右に傾き、右の目が細くなり、目尻が下がり、視力も低下します。下顎の左への偏位の場合は、右目のみの視力の低下が著しいのが特徴です。

咬合の異常が原因で起きる視力の低下は強烈なうえ、咬合治療以外の如何なる治療を行なっても効果がありません。この事実を知って、咬合を正し、身体的条件を整備して、健全な視力を保持する必要があります。

聴力と咬み合わせ

耳道に指を入れて口を大きく開閉すると、指にゴクン、ゴクンという球体の動きが伝わってくるのを感知できます。耳道のすぐ前下方に顎関節があり、下顎が開閉運動をする時の蝶番のような役割をしているのです。耳道のすぐ前の上顎骨に顎関節窩という凹みがあり、下顎骨の先端の下顎頭といわれる丸い骨が、顎関節窩の中で口の開閉にともなって運動しているのです。下顎頭の運動が耳道に伝わり、その動きが指先に触れたわけです。

この顎関節窩と下顎頭の位置関係は、下顎の位置によって変化します。奥歯の咬み合わせが低ければ、つまり咬合高径が短かければ、下顎頭は顎関節窩に突っこむように上方に移動します。下顎が後方に押し込まれる異常な咬合があれば、下顎頭は耳道方向に後退します。咬合が低くても、下顎が後退しても、下顎頭は耳を圧迫する方向に移行することになります。この圧迫によって、耳がモワーとする、音の通りが悪い、雑音がする、などの症状がすぐに現われます。長期間にわたって圧迫が続くと耳鳴りが発生し、こうなると解消に時間がかかることになります。

シリコンを用いてインスタントのスプリント（マウスピースのようなもの）を作って咬ませ、上顎に対して適正な下顎の位置で咬めるように下顎位を補正すると、とたんに聞こえが良くなる例が多いのは、下顎頭による耳への圧力が解除されるためです。

「あ、音が通った」と声を発したりもします。耳の中のモワモワ感が消え、雑音も消えます。これは関節の機械的な位置関係の問題なので解決しやすいトラブルです。ただし、耳鳴りが発生してから長年が経過し、聴力が著しく低下している例では、回復に長時間がかかる例が多くなってしまいます。ほんのわずかしか回復しない例もあります。器質的破壊が耳に起きてしまっていることを疑わせます。異常に気付いたら早期に対処することが大切です。正常な聴力を保つためには、正しい咬み合わせを確保しておくことが大切な基礎なのです。

嗅覚、味覚にも影響

咬合治療を行なっていると、予期もしなかった様々な反応が出て、患者さんから報告され、驚かされることが続いてきました。今まで全くわからなかった花の香りがわかるようになり、感動した、という報告もその一つです。

栃木県から来院した男性、Sさんは初診時六二歳でした。全身に苦しい症状があっての来院でした。初診時の主な症状は、本人が苦しいと感ずる順に次のとおりでした（表現は本人申告のまま）。

1、全身のだるさ
2、左後頭部の重さ
3、首から肩甲骨のコリ
4、左下第二小臼歯のズキズキした痛み
5、耳なり
6、耳の穴がかゆい（右＜左）
7、眠りが浅い
8、口の中がネバネバする
9、両ひざの疲労感と筋肉痛
10、じんましん
11、花粉症
12、両目網膜剥離
13、立ちくらみ（三日に一回）気が遠くなるとにかく全身の具合が悪く、身も心も置き場のない感じであったらしいのです。初診時の本人申告の中にもにおいがわからないという症状は記されていませんでした。初診を含めて九回目の診療日には、症状のほぼ全てが解消し、あまりに嬉しかったらしく、症状の変化をまとめてきてくれました。そしてそれを「良い歯の会」で自ら進んで発表もしてくれたのです。その内容によると、症状は次のように変化したといいます。

【Sさんの症状の変化】（初診時の重さを10とした比較）

1、全身のだるさ　10↓0〜1
2、左後側頭部の痛み　10↓0
3、首から肩甲骨のコリ　10↓0
4、左下第二小臼歯のズキズキした痛み　10↓0
5、耳なり　右　10↓0
　　　　　左　10↓7
6、耳の穴がかゆい　10↓0
7、眠りが浅い　10↓0
8、口の中のネバネバ　10↓0
9、ひざの疲労感　10↓0

10、じんましん　10↓0〜1
11、花粉症、鼻水　抗ヒスタミン剤を服用しているので0
12、両目網膜剥離　安定し、良くなっている
13、立ちくらみ　10↓0

これらに加え、花に素晴しい香りがあることをはじめて知って感動した、と喜びを表わしてくれました。今までほとんど嗅覚が無かったのでしょう。耳鼻科の診断では耳と鼻に、何も問題はないといわれていたので、良くなってみると今までが悪かったことがわかり、ただ不思議で驚くばかりだとの話でした。私としても不思議で驚くばかりですが、たぶん嗅覚器から情報を中枢に伝達する神経が、何らかの圧迫か引っ張りなどで働かない状態になっていたのではないでしょうか。私が行なった治療は、咬合を正して下顎位を正中に補正し、その結果歪んでいた姿勢を立て直しただけで、ほかに何もしていません。全身の症状が治ったのと同じ理由によって、嗅覚も回復したに違いないのです。歪んでいたパソコンにギュッと力を加え、形態が整ったら、パッと画像が回復したのと似ていると思います。

味覚についても全く同じことが起きます。初診時に五五歳の女性・Tさんは静岡県から来院しましたが、様々な全身症状に加え、味覚障害で悩んでいました。いろいろな病院で治療を受けましたが、全く良くならないといいます。右の肩と首のコリ、背中のコリ、右の耳なり、左

右の目の疲れ、脚の痛み、顎関節の雑音、口の渇き、腰の不安定感、口がよく閉まらないなどの症状に悩み、特に味覚がないのに困っていました。Tさんは歯並びにも問題があったので、矯正治療も行ないました。矯正治療は一カ月に一度の通院で二〜三年もかかり、とても大変です。Tさんは現在、矯正治療の最終段階になっていますが、全ての症状が解消しました。なぜ味覚が正常になったのか、科学的には解明されていません。それどころか、咬み合わせと嗅覚や味覚の関係に気付いて治療を行なっている所は私の診療所以外に聞いたこともないのが現状です。不明や不思議に対して、常に謙虚に心を開き、熟視と考察を行なっていると、少しずつ見えてくる生命の不思議の一部なのです。

脳の働きと直結

五感の感覚器官の注意力を支配し、感覚器官から得られた情報を統合し、法則性を見出してゆく。それは脳が行なう仕事であり、人間特有の優れた能力です。その人間活動にとって決定的に重要な脳が、上下の歯の咬み合わせの状態によって、直接的とも言える影響を受けていると考えざるを得ない事実が山ほど目撃されます。不登校で、友人とのコミュニケーションがとれなくなった高校生は、危険な眼で人を睨み、お金のことばかり口走っていました。それが咬合を正すと極めて短期間に元の正常な明るい高校生に戻ってしまいました。目付きや表情まで変わり、友人との関係も完全に回復しました。脳の働きと咬み合わせと直結していたと考えるのが自然でしょう。

　昨日定期検診で来院した中年の主婦は、咬合治療を受けた後、朝からつきまとわれていた不安が消え、何でも前向きに考えられるようになったと体調変化や感謝を述べ、なかなか帰りませんでした。もちろん頭や肩の痛みなどの身体症状も解消しました。脳の置かれた位置関係によって、このように不安にもなり、明るく前向きにもなる例をたくさん見てきました。

　尖った物を見ると頭の中が真っ白になり、人を刺したくなるという若い女性がいました。咬合治療後、私は別人になったような感じだと言っていました。咬合を正すことにより、脳の働きが変わり、思考が変わったと考えられます。歯は脳の働きを左右している大きな一つの要素と考えて間違いないでしょう。


　結局、脳は正しい位置に置かないとうまく働かない、というのが私の実感です。大切な脳は頭蓋骨に入れられ、保護されていますが、人間の頭部は自由度が高く、激しく動きます。激しい動きの中で打撲や外傷を受ければ、機能を低下させ、失うこともあるのは当然ですが、もう少し微妙な問題がありそうだと、私は考えています。脳と中枢神経（脊柱）の位置関係によっては、脳に引っ張り力や圧迫が加わる可能性が高いと思われます。中枢神経は脊柱管の中を走行しているので、脊柱が彎曲、屈曲すれば同じ形に彎曲、屈曲します。中枢神経は小指の太さほどもある神経線維の束で、ロープのような強さがあります。姿勢が崩れ、脊柱が曲がると、このロープが脳を引っ張ったり圧迫を加えたりする可能性が高いと、私は見ています。特に中枢神経が脳から出て脊柱管に入る出口、つまり頸椎の最上部で急角度の屈曲が生じやすく、これによって脳に力が加わらないと考える方が不自然です。また、頭部が傾けば、脳そのものの位置も傾斜します。脳と中枢神経双方の位置関係によって生じる屈曲によって、まず脳そのものの機能に不具合が起きる可能性が考えられます。もう一つ、屈曲した中枢神経が情報伝達力の低下を起こす可能性もあります。咬合治療によって姿勢が正されるとすぐに精神状態に改善が見られるのは、このあたりの微妙な位置関係と力関係によるものではないでしょうか。

具体的に見ると、私が日本猫背族と呼ぶ若い人たちの形態を観察すると、首が強く前方に曲がり、オトガイを突き出し、頭頂部を後方に倒しています。この結果、頭蓋から出てくる中枢神経はその出口で強い屈曲を受けます。この影響は大きいでしょう。猫背族のほとんどが気力、精気に欠け、負け犬傾向の考えを持つのと関係がありそうです。それに加え、頭部の傾きは次々に頸椎、胸椎、腰椎に防御姿勢を取らせて側弯状態のカーブを作らせます。咬み合わせの異常が増え、頭部の重心がずれ、次々に脊柱を弯曲させる原因が増加しています。一方、体重を支える筋力が低下して弯曲を一層ひどくさせています。これが脊柱弯曲の本態に他なりません。その証拠に、下顎の偏位を咬合治療によって補正すれば、脊柱の弯曲はすぐに大いに改善します。

脳に異常な圧力や引っ張りの加わらない正しい姿勢が、脳の正常な機能のために必要であると観察されます。正しい姿勢とは脊柱と中枢神経が正常な生理的弯曲状態にあり、脊柱と頭部の重心が合致した位置関係にある姿を指します。姿勢と脳の重心にズレがない位置に脳があることが大切なのです。

五感と脳が正常に働く条件を作るためには、それを納めている構造、つまり姿勢という形態を整えなければならないのです。知性を高めるためには、ハード面の整備が不可欠です。

5、澄んだ目と柔軟な心を培う

自然ありのままを見つめる体験

いのちを見つめる澄んだ目や先入観のない心を開くために一番大きな力を与えるものは、自然に親しむことではないかと思います。自然を上からではなく、同じ高さの目線で見つめること、それが基本でしょう。その目と心に、感動や不思議、自分の無知に対する恐れなどが次々に映し出され、湧き上がってくるはずです。感動や不思議、恐れなどを感ずるということは、自分の知を越えた姿や蠢きに直面している証しです。その心のまま、素直に受け止め、見つめ続け、考え続ければよいのです。

今、二月の末、私の故里では、目を向けない人には気付かれないほど控え目に、春の蠢きが始まっています。オオイヌノフグリの小さな青い花が、まだ半分凍土の野や畑に咲きはじめています。ホトケノザの赤紫の花は、よく見る人の目に留まるていどに、土手を飾っています。ナズナの白やタンポポの黄色はまだほとんど見られません。枯葉を除けると、まだ硬いフキノトウが見つかります。フキノトウを採って帰ることにします。付け根から千切ると富貴な香りが溢れます。黄緑の萼《がく》が半分開き、蕾がまさに開こうとしているものを見つけました。なぜフキノトウはこの時期を知って顔を出し、他のものとは全く異なる形の萼や蕾や花を持っているのでしょう。なぜ三角に尖った黄緑の萼を持ち、後には長い茎と大きな丸い葉をしたフキが育つのでしょう。なぜこの形態でなければならないのでしょうか。素晴らしい香りと味はなぜ備わったのでしょうか。私にとっては未知のそれらの不思議や感動と、そのまま付き合ってゆこうと思っています。自然から私はそう教えられたのです。私には、じっと見つめて付き合っていれば、何か教えられることがあるに違いないという確信、またそれらの不思議を忘れ、目を外らせばもっとも大切なものを失うという確信があるだけです。それを失えばただの通俗です。通俗は自分の無知を忘れてわかったつもりで研究し、人間のために利用し、自然が教えようとする真実に背き、大局的に見れば人間の未来を危うくします。医療という、直接人間の生命を診断し、介入する仕事に携わる私たちにとって、守るべきもっとも大切な態度は、無私の目をもって自然に向き合うことにあると考えています。

私が臨床で人を観察する基礎も、幼児期から自然との接触によって学んだものの蓄積でてきています。私は山村で生まれ育ったので、山や川で遊び、常に生き物と交わって育ちました。魚や小鳥、昆虫や動物を捕まえ、飼ったり食べたりしました。スズメ、ホウジロ、メジロ、ヒワ、マヒコ、ウソ、モズ、イカル、カケス、ハト、コジュッケイ、キジなど、何百羽も捕まえました。魚や昆虫、カエル、ヘビ、コウモリ、野ウサギも捕まえました。その体験の中で自然に、生き物を読む本能的とも言える能力が身についてきます。私の村を流れる温川《ぬるがわ》には、当時ヤマメ、アユ、ハヤ、カジカ、イワナなどがいくらでもいて、水は飲めるほどきれいで、夏には川で遊ぶのが常でした。幼い頃には水面《すいめん》とヤスというモリを持って魚を突きました。水面とは木箱の底をガラス張りにしたもので、それに顔を入れ、川底を見ると、驚くほど美しい川の中の世界が踊っていました。水が勢いよく流れ、気泡が無数に連なって走り、小石、砂、そして大きな石が敷きつめられ、見ただけで心臓が壊れそうになるほど美しいアユやヤマメの腹がひるがえります。息を止めて獲物を狙い、ヤスを突き立てます。ヤマメやアユは敏捷で、ヒラリと軽く尾を振り、視界の外に逃げてしまいます。たまに命中すると、絹肌が裂け、血が噴き出します。逃げられても命中しても、子供の胸は張り裂けそうに鼓動したものです。

小学生になると釣りも覚えました。川の記憶は多すぎ、まとめれば大変な量になってしまうので、ここで釣りの記憶の一つを書いてみたいと思います。

小学生になって釣りを始めましたが、最初の頃は本当に不思議なほど釣れないものでした。川には魚がたくさん泳いでいるのが見え、上手な年長の子供や大人はどんどん釣っているのに、本当に不思議ですが、私の餌には全く食い付きません。上手な人に仕掛けの作り方や餌の付け方などを何度も教えてもらい、そのとおりにしているのですが全く釣れず、小さい胸に不安がいっぱいになってきたのを覚えています。そんな状態が続くと、自分にだけは永遠に、絶対に釣れないのではないかという不安に襲われるものです。そんな不安な期間の後、はじめて最初の一匹が釣れた時のことを、私は忘れられません。今でも、釣れた渕の水の流れの様子まであありありと覚えています。もうすっかりあきらめた気持ちで、そのうちに釣れるだろうという期待も、もうありませんでした。急流が大きないくつもの石に砕け、ゆったりした大きな渕に落ちて、ゆっくり時計回りにうず巻いていました。うず巻きの速度が遅くなって澱みはじめるそのポイントまで、私は思い出せます。如何にも魚がたくさんいそうな渕で、曇った、空気が温い夕方です。糸を投げ、ゆっくりしたうず巻きの流れにまかせて竿で追っていました。食った感触は全くありませんでした。糸に付けた目印が止まり、しばらく動かないので、面倒くさく、つまりまた石か枝に引っ掛ったかと思うていどの気持ちで竿を上げたとたん、グビッと生き物の躍動が手に伝わってきました。子供にとってははじめての、生き物の激しい抵抗は本当に心臓を躍らせるものでした。二〇センチはある、朱いスジ模様が腹に美しいハヤ（地元名クキ）が水面に跳ね、ピクピクと激しく踊りながら陸に上げられました。

あれは全くの紛《まぐ》れだったに違いありません。唯一、釣れた要因が私にあったとすれば、あの渕の、あの流れを、あの時選んだことだけです。しかし不思議なものです。この不思議を体で覚えた体験がとても大きいものだったのだと、今は理解しています。はじめて一匹釣れた後には、どんどん釣れるようになっていったのです。渕や瀬の選び方、餌を流す位置や深さ、当たりに合わせる用意などが、自然にわかって、出来るようになっていったのでした。加えて次第に、天候や時刻はもちろん、釣れそうな気配などを自信をもって感じ取れるようにもなっていきました。狙うポイントに、川下から息を殺してそっと近づく、獲物に迫る動物のような本能が蘇ってきたのがわかりました。

小鳥を狙って捕まえ、そのほとんどに死なれ、生き残った少しを飼い馴らします。人間がどんなに小鳥を愛していても、野生の生き物は人間を嫌い、恐れて死んでしまいます。飼い馴らすコツを身につけるのは至難の業で、コツは感覚的な世界のものです。これらの感覚は、自然の中で生き物と接してしか蘇り得ない本能的能力だということ、私はそれを理解できました。

カエルもクワガタも、トンボもバッタも、多くの生き物を捕まえ、死なれ、飼い馴らしたその体験の中から、私の生命や自然に対する読みや対処能力も育まれてきました。生き物への愛着や、多くを死なせた悲しみ、自責なども積み重ねられてきたことは疑う余地がありません。私の診断力の根源には、このような子供の頃の体験の中から培われた生命観があることを私は疑うことができません。生き物が持っている本能的直観によってしか、生き物をより深く読みとることはできないのです。多くの歯科医を対象にセミナーや講演会を開いてきましたが、この本能的な部分、つまり一番大切な部分が伝えられません。時代とともに自然から離れて育つようになり、知識と技術だけを教えられてきた若い歯科医たちと私の間に、自然を体内に共有しえていない、このことが決定的な断絶になっているような気がしてならないのです。

魚そのものを知るには

人間をそっくり知ろうとする場合、特に注意しなければならないのは、たとえば骨を調べて人間を知ったような気分になってはならない、ということです。骨はあくまで人の体の一構成要素であり、数え切れない要因から影響を受け、複雑な生命活動をしている人間の、ほんの一部にすぎません。骨がわかれば人間の全てがわかる、というものではないのです。他の器官についても同様です。人間の一部分について、それもほんの一部の情報を得たのみで、人間を知ったような気分になった時、知性はそれ以上に広がることをやめ、硬直してしまいます。

では、たとえば、魚そのものを知ろうとする時、何が大切なのでしょうか。X線で魚の骨を撮影し、読影して情報を得ることも、解剖して調べることも、魚を知る一つの手がかりとして極めて重要ではあります。しかし、水面（木箱の底にガラスを張った漁具）を使って渓流で、ヤマメの泳ぐ姿を見た時、きっと誰もがドキッと胸を打たれるに違いありません。水流が激しく流れる冷たい水の中を、すばしっこく、軽々と身をひるがえす姿、蛇《じゃ》の目《め》と点々模様の美しい軟かい肌、それらに感動するでしょう。そっと手を差し出すと、一瞬水を蹴り、視界から消える魔法のような技は何だ！　同じ渓流が上流に向かって二つに分かれていて、片方にはたくさんいるのに、他方には一匹も棲んでいないのはなぜか。イワナやハヤと微妙に棲み分けている基準は何なのか。渓流という彼らの現場でヤマメそのものに接した時、私たちはヤマメそのものをそっくり知っているわけではないことに気付かざるを得ないでしょう。どうしてあの美しい蛇の目模様の絹肌を纏《まと》うことになったのか、その理由一つも、私たちは知っていないのです。生きたヤマメに、養殖池で接しても、それでヤマメの全てを見たことにもなりません。渓流で躍るヤマメの風より速く微妙な動き、美しい蛇の目模様の肌、それに接した時の驚きが、本当のヤマメとは何かを知る入り口となるのです。だから、研究室のみでヤマメの研究を行なうことには限界があることは多くの人が了解できるはずです。美しさも、不思議も、感動も知っている、現場でヤマメに接した体験を持ち続けている人にのみ、優れたヤマメの研究が可能になるのです。

こう書いていて私はふと、東大の合原一幸教授の研究を思い起こします。カオス理論の研究を続けている合原氏は、ヤリイカの神経が電気刺激に対して定形的反応を示すのではなく、不定形なカオス的波形を示すことを発見しました。合原氏が決定論的、機械論的生物観に馴染めなかった背景には自然が大好きで昆虫少年だった氏の幼児体験があります。好きなチョウの、予測し難い複雑でしなやかな振る舞いをずっと観察していて「ああ、これだ」と気付いたと言います。ヤリイカの神経が不定形な反応を示した時、それをエラーだと排除せずに、「ああ、これが真実だ」と理解する知的土壌が、氏の中に以前から醸成されていたのです。幼児体験の中に、感動や不思議をともなった生きた魚を抱いている人にこそ、魚そのものに迫る研究が可能となるのだと思います。科学研究としての医学にとっても、臨床医術にとっても、自然との接触による豊かな幼児体験があることが大変大きな意味を持つことがわかります。体内に、幼児体験によって刻み込まれた自然そのものを持っている人の知性は硬直しにくいのです。

いのちを見つめるしなやかな目

体内に持っている自然そのもの、その内にある本能的とも言える生命感覚、それが臨床的な診断には不可欠な、重要な力であると私は思っています。患者さんの顔色、艶、充実度、爪の色、目の輝きなどを一目見て、私はその人が歯周病であるか否か、また歯周病になりやすいか否か、治る力はどうか正確に読みとれます。「私は歯周病で悩んでいて……」と来院した初診の患者さんのうち、口腔内を診る前に、

「いや、あなたは歯周病ではありません」と私に断言された患者さんは多いと思います。

「顔を見れば歯周病であるかどうか、すぐにわかります。歯周病の患者さんの顔は歯周病色をしています。これからお口の中を調べて、もし私の言ったことが間違っていたら、私はただのヤブ医者ですから、私の治療を受けない方がよいですよ」と付け加えることもあります。もちろん、患者さんの顔や爪を一瞬観察したうえで、判断し、言っているのですが、口腔内を診る前に告げる私の診断が間違うことはまずありません。患者さんは私の診断力に素直に驚きま

すが、問題は多くの歯科医にあると感じます。顔や爪を見ればわかるだろうと言っても通じないうえ、そのように言えば信用してくれず、非科学的だと非難する人までいます。もっとも重要な、生命の状態をそのまま読んで伝えようとする言葉は通じないのです。

もちろん私も一般に行なわれているX線検査やポケット測定などに加え、骨密度測定、血液検査なども行ないます。それらは、病気の原因・現状や進行程度をより正確に把握するために役に立ちますが、もっとも大切な部分の役にはあまり立ちません。歯周病にどの程度なり易い体か、なりにくい体かを教えてはくれません。どの程度治りやすい体か、治りにくい体質かも教えてくれません。さらに私は大量の食事分析を行なって、歯周病になりやすい体をつくる食事傾向と、なりにくい食事傾向も明らかにしましたが、要するに患者の体がどの傾向に傾いているかを読んでいなくては、検査結果は無力です。根本解決の道を見出せず、現状をいじくり回すだけで、再発するのです。

非科学的という前に、同じように生命を観察する他の分野の例を思い出してみましょう。優れた観察者はタテの発想だけではなく、ヨコの発想、つまり多くの例から共通性を抽出する統合的発想をして判断していることに気付くと思います。

優れた農家は野菜を一瞬見れば、野菜の生命の状態と土の状態を正確に診断してしまいます。だから正しい対策の手を打ち、良い結果を得ることができるのです。

優れた養鶏業者は、数え切れない鳥の群れの中から、病気になりそうな鳥、脱落しそうな弱い鳥を一瞬に見つけ、選別します。体の大きさや形、嘴やトサカの色艶、羽根の艶などから判断するのだと思います。魚屋さんも八百屋さんも、同様に一目見て判断し、仕入れるか否か、いくらで仕入れるか決定します。いちいち計器で糖度や色彩を計測して仕入れるのではないのです。計測したとしても、いくらで仕入れる価値があるかまではわかりません。

優れた農家の頭の中にはもちろん計測データも入っているし、必要に応じて作物や土壌の分析も行ないます。しかしそれは自分の見方、判断が正しいかどうかの確認のため、或いは不明部分の研究のために行なうもので、日常的に計測しているわけではありません。私も全ての患者さんに、いちいち全ての検査を行なうことはしません。確認の必要がある例に、必要がある検査を行なうのみです。対象が人であれ、野菜、果物、鶏や魚であれ、生き物の生命の状態を正しく把握できる人は、いのちを見つめる目を持っています。いのちを見つめる目は、その根底に自然そのものを持っているのです。

子供の目を開く教育者とは

学校での教育や読書など、それぞれが子供に蓄積して力となってゆきますが、子供の目を開かせ、見る力を養うためには現場での体験が欠かせません。学校での教育でも、教師という人格との接触という体験が大きな力を発揮します。好きな教科そのものを思い出すより、誰でもそれを教えてくれた先生をありありと思い出すはずです。先生の態度や表情、言葉などが、教科書よりもずっと強い印象を与え、記憶となっているのです。相手が人であれ自然であれ、現場での体験によって子供は新しい目を開いてゆくものだと思います。

子供の教育にもっとも大切なのは知識の量ではありません。自分で知識を広げ、新しく見えてくる世界を広げてゆく能力に気付かせることです。その契機をもっとも多く含んでいるのは自然の中における体験と観察であり、次が社会の中です。社会の成り立ちも、根本的には自然の法則と無関係でありえませんから、やはり自然を知ることが基本です。人間がどんなに頑張って反自然の社会を作っても、長期的には必ず自然の法則によって清算を受けます。数々の遺跡を前にすれば、私たちの脳裏には、人間が作り、営んできた社会と自然の掟との関係が鮮明に交叉するに違いありません。

自然の観察は自然の中に身を置いて行なう方法がもっとも優れています。可能な限り、子供をつれて自然の中に出る機会を多くしたいものです。人口が増加しすぎ、人間の物質文明が自然を圧迫し続ける中では次第に困難の度は増しますが、自然から学ぶのは本質的には自然との直接的な接触しかないのです。自然から学んだ知識の上に構築しないものは全て虚構となります。したがって人間がますます増加し、自然が減少し、人間が自然から学ぶ機会を失えば、適切な知を失うことになります。それは人類にとって非常に危ういことです。

自然の近くに居て自然の法則を覗き見るポイントを上手に教えてくれる人、それが子供の目を開くためにもっとも必要とされる教育者です。自然の近くに居て、とは地理的に自然の近くに居るという意味ばかりではありません。自然を見る目と知性をもっているという意味です。家庭にも地域にも、そのような人材が豊富に存在するほど、その地域は正しい文化を持った安定した地域となり得ます。もちろん学校教育にもそのような人材と教育内容が求められます。

自然を観察して得られた知の上に立っていれば、文化や社会は大きく間違った方向に進むことはないはずです。観察者に自然が教えてくれることは常に純粋であって、人間の意見を差しはさむ余地がありません。そして新しく知り得たと思う知は、いつも古くらからの人の知恵につながっていることにも気付かされます。先入観なく自然を見つめて得られたそのままの、曇りない知の蓄積、つまり人間の意見によって歪曲されない知の体系、それが自然と人間の持続的生存を可能にする唯一の基盤でしょう。

子供に教える内容の中で一番大切なのは、まず観察力を高め、自分で知を広げてゆく能力を身につけさせることです。一度、自然の本当の姿の一部を覗き見た目は、いつも本当のことを見つめ続けようとします。それが生命をより正しく見つめられる目でもあります。もう一つ大切なのは、自然から知り得た知の大系、つまり歪曲されない純粋な文化を子供たちに伝達することです。人間の欲望や都合、イデオロギーや通俗的価値観などによって、その純粋な知の大系が歪められたところから、多くの愚かな間違いが生じていることに気付きたいものです。

歪められ、自然が教えてくれた知の体系から大きく踏みはずして虚構を構築し続ければ、人類は大きな困難に直面する可能性が極めて高いのです。そのような流れに対し、自然と対立しない人生観を基本にした世界観をもち、則天・去私というような謙虚さを美徳とするDNAを思想に持つ私たち日本人は、責任を自覚し、発言してゆかなければならないと思います。

脳は言葉でできている

観察力を高めてゆくためには統合力が必要なことは述べましたが、統合力は訓練によってかなり高めることができます。教育、体験、議論、読書などを重ねることにより、統合力は相当に高めることができるのです。

統合力とは個別の情報をタテ方向に探索してゆく力ではありません。数多い個別の情報や異なった条件下の間の共通性、法則性を抽出して理論化し、統合的判断のもとにさらにタテ方向にも進もうとする力です。いわばヨコ方向の連絡力が発達している必要があります。

それにしても狭くタテ方向にのみ発想するタイプと、ヨコ方向の情報を十分に連絡、検討して統合する発想のタイプの違いはなぜ生ずるのでしょうか。この違いは教育や体験の差、つまり後天的要因にのみ依るものなのでしょうか。私には先天的要因があるように思えてなりません。両者の間には顔、表情、体質などに違いがあるように思えてならないのです。

情報は神経のネットワークによって伝達されますが、神経は多数のニューロンの束です。ニューロンは核のある神経細胞と、そこから細長く伸びる軸索から出来ています。軸索は一〜一〇ミクロンと細いけれど、長さは一メートルに達するものもあります。タテ方向に情報を素早く伝達できる構造です。軸索からはヨコ方向に側枝が出て、他のニューロンと連絡し合っています。ニューロン同士の結合をシナプスと呼びます。発想のタイプの違いに、このニューロンの走行や結びつき方、つまりハード面の要因が無いと言えるのでしょうか。側枝の発達程度が各人で異なり、それが統合力を左右していないのでしょうか。頭は良いのに抽象能力が非常に弱いタイプの脳は、どのような構造をしているのでしょうか。側枝の発達が弱いというようなことがあるのかもしれません。気にかかります。

統合力にはそれぞれの情報からヨコの共通性を抽出し、理論化する力が必要です。優れた観察者の頭の中では、観察を行なっていない時でも、食事中や夜中の就寝中でも、統合作業は進行しています。この作業には優れた人のアドバイスが大変有効であり、だから優れた師につくことの意味は大きいのです。そのアドバイスによって気付かされ、作業は先に進むことができます。

観察し、考え、調べ、実験し、その行為を続けること自体によって統合力は高まります。体験の数が多いほど情報は増え、理論化が進行する機会は増加します。しかし、それに是非加えておきたい、強調しておきたいのが読書の力です。

書物や論文の文章は、そのまま著者の理論化、つまり統合の過程であり、思考そのものの姿です。読書によってそれを辿れば、著者の頭の中の作業を辿ることができます。これほどよい学習は他に少ないでしょう。優れた著作を読むことは、優れた指導者を独り占めし、個人教育を受けるようなものです。これを利用しない手はありません。

書物にはいろいろな分野のものがありますが、自分が専門とする分野に限定せず、広い範囲のものを読むべきです。様々な異なる思考過程を読み辿ると、それだけ視界が広くなります。広い範囲の、異なる思考法、理論化の過程を知っている厚みこそ教養と呼ぶべきものであり、教養の浅い、狭い頭脳から生まれる理論には、誤りが含まれやすいのです。

自然科学に全ての意味があり、哲学や文学、社会科学などには何の価値もないと言って私の意見を非難していた超有名大学医学部の講師がいましたが、そのようなタイプが科学イデオロギーの典型です。大物の自然科学者ほど、人文科学や社会科学への理解も深く、謙虚です。自然の前での人間の限界も知り、自然を畏れる姿勢も忘れていないのです。子供の時から本を読む習慣をつける、それによって統合力は大いに発達してゆきます。

もう一つ加えるならば、私たちは言葉を用いて考える生き物だということを理解しておきたいと思います。言葉という記号は、表現し、他者とのコミュニケーションを図る道具でもありますが、それより先に、まず自分の内部で考える道具なのです。何も使わずに私たちは考えることはできません。言葉を用いずに考えることは不可能なのです。

読書の乏しい家庭から優れた人物が育つチャンスが極めて少ないのは、読書が言葉を用いて理論的思考を育て、鍛える道場として頭脳を育てる、大きな役割を果しているからに他なりません。言葉を見たり聞いたりすれば、その人の脳の構造がわかります。脳は言葉によってできているといってもよいのです。

6、権威や常識の強制力を突破するには

科学の限界を知る科学者たち

証明され、データ化されないことは学会では問題にされませんし、エビデンス・ベイスド・メディスン（EBM：証拠に基づいた医療）が強調される昨今、科学的に証明されない治療法には、白い目が向けられがちです。それはそれで大切な役割を果たすルールです。ルールの厳しい土俵が設定されていなければ、間違いが持ち込まれ、議論の正確さが保証されず、混乱が起きやすいのです。医学の中に怪しげな理論が横行し、利益目的などで、危険な器具や薬、方法などが持ち込まれては困ります。それらを防止するためには、現行のルールが果たす役割は大きいのです。

しかし欠点も明らかに存在します。ルールに頭を支配されると柔軟な感受性や思考力を失い、真実に近づくスピードを抑圧し、硬直した権威主義が幅をきかせることになります。現状を見ても、一人一人の医師の中に、常識主義や権威主義が強まりすぎています。学会のルールが教育的力を発揮し、硬直した知性を育ててしまっているのです。

具体的な弊害に遭遇することはしばしばです。たとえば私の臨床経験では、腰椎ヘルニアは咬合治療を行なって下顎の位置を正常に近づければ姿勢が正され、激痛も消失し、健全な日常生活に復帰できます。再発もしません。全人的に人を見て診断する私の見方からすれば、ヘルニアの原因も、根本的に治す方法も明らかです。しかしその見解は整形外科の医師には一笑に付され、検討の対象にもされません。整形外科の常識では、そのような症例は進行すれば手術が当然と考えられます。広い柔軟な視野で見るか、狭い部分のみ観察して判断するかでこのような違いが出てしまうのです。頭痛、生理痛には鎮痛剤、アトピーにはステロイド剤、ウツには抗ウツ剤を処方するしかアイディアが浮ばない硬直した医師は、硬直した知性に依存しているのです。学会の常識や権威にはこのような負の側面も伴いやすいのです。せめて現在の学会の一部に、未だ不明の病気や治療法について真摯に検討する部会を設置するなどの工夫をすることが望ましいと思います。同時に、これから述べるアレキシス・カレルやアンリ・ポアンカレのような巨大な科学者が、なぜ美とか神秘、道徳といった一見非科学的分野に深い関心を持ち続けたのかも学び、科学や医療の進むべき方向を問い続けるべきです。そのような機能を学会の内部に持てば、厳しいルールはその長所を発揮しつつ、同時に未知のものを探求し続けて直観を生み、真実に迫る新鮮で柔軟な若い知性を持続的に育てることが可能となるのではないでしょうか。

神秘や奇蹟にも心を開くアレキシス・カレル

血管縫合術や臓器移植の研究でノーベル生理学・医学賞の受賞者アレキシス・カレルが、目では見えないものに対しても心を開き、真実を探求しようとしている知的態度は実に詩人に似ています。現代の大多数の科学者が非科学的というレッテルを貼って心を閉ざすであろう奇蹟とか神秘と言われる現象に対してまで、「奇蹟は実在する」(『人間、この未知なるもの』アレキシス・カレル著、渡辺昇一訳、三笠書房)として、探求の対象としているのです。

「筆者は奇蹟も神秘主義同様、正統的な科学からほど遠いことを知っている。こういう現象の調査は、テレパシーや透視よりもなお一層微妙である。しかし、科学は現実の全領域を探求しなければならない」

そう言ってカレルは実際に奇蹟で回復した症例を観察しています。その結果として、「奇蹟の主な特徴は、器官が回復する過程がきわめて迅速なことである」と記しています。損傷が瘢《はん》痕《こん》化する速度を解剖学的に調べ、普通の場合よりずっと速いことを確かめているのです。不思議なことですが、この現象が起きるのに欠かせない条件は、祈りがあるだけであるというのです。しかも患者本人が祈らなくても、病人のまわりの誰かが祈るだけで十分であることを確かめています。

カレルは、テレパシーや透視という能力についても研究し、それは実在すると言っています。

こうしたカレルの人間の全実存をそのまま捉えようとする知性は、道徳観念や美的観念を有する人間をも、そっくり理解しようとします。様々な研究の結論として、人間の道徳観念は知的活動と同様、明らかに肉体のある種の構造的、機能的状態に依存しているとし、それらを解明する態度の必要性を説いています。患者の手指にできた水泡の症例について本章1項で述べましたが、私たちが日常的に直面する数々の原因不明の症状に、どのような態度で向かわなければ解明につながらないか、カレルの主張は明確な方向を示しています。

アンリ・ポアンカレの直観の根源とは

アンリ・ポアンカレ（一八五四〜一九一二年）はフランスの数学者、天文学者、物理学者で、最後の万能者と呼ばれた天才です。アレキシス・カレルの少し前の時代に活躍し、ポアンカレの科学論は後の科学者に絶大な影響を与えました。

アンリ・ポアンカレの科学論を読んでいると、詩人たちの詩を読む時と同じような光景が頭の中に広がります。真実の探求に向けて放たれた無数の試論が透明な光の矢となって飛び交う宇宙です。その光景は非常に美しい。

ポアンカレは直観を重視します。

「直観なしでは数学を応用できるようには決してならないだろう。しかし、今日わたしが語りたいと思ったのは、なによりもまず、科学自身における直観の役割についてであった。もし直観が学生にとって有用だとすれば、独創的な科学者にとっても、なおさらのこと有用なのである」（『科学の価値』アンリ・ポアンカレ、吉田洋一訳、岩波文庫）

ポアンカレの直観とは一閃の光であり、その根源には美や調和が存在します。人間の知性が、自然のなかにある調和を発見したのですが、その調和は知性そのものの内に存在するといっています。したがって人間の知的行為の一つである科学は道徳や芸術と切り離せるものではなく、一つのものであると主張します。科学の擁護者と言われ、科学の価値を説くポアンカレの思想を辿ると、結果として科学は科学のみでは価値がないという地点に収束してゆくところが器の大きさを見せつけるところです。

「ものごとについて語るためにわれわれの用いる全ての語は思想以外のものは表現し得ない。思想以外のものは全て全くの虚無である。したがって、思想以外に他のものがあると言うのは意味のない主張なのである」

「思想は長い夜のさなかにある一閃の光に過ぎない。しかし、この一閃の光こそ全てなのである」

この詩的な文章が、科学論『科学の価値』の結語です。想像力をかき立て、知的興奮を呼び起こす一巻の結びです。

真実への問いを閉ざし、硬直した、すなわち通俗的知性に陥ることを防止し、生きた知性を保持することの意味や素晴らしさを改めて知ることができます。実際、私が日常臨床の中で直面する様々な原因不明の症状は、通説、常識、定説、権威などを盲信して解決することはできません。生きた知性を保つ努力の大切さを痛感させられます。そして生きた知性をもって生きることに、人間としての存在理由があるのではないかと思われます。

常識では治らなかった歯周病

約三〇年前、私は当時の歯周病学説に決定的な疑問を抱いていました。歯周病の原因はプラーク、つまり歯垢で、プラーク中に含まれる細菌が主因だと信じられていました。したがって治療法はブラッシングによってプラークを徹底的に除去することだと信じられていました。ブラッシングに三〇分もかける三〇分磨き、などという治療法が重視されていたのです。歯周病が進行して歯槽骨吸収（溶けて消失する）が進むと歯周ポケットが深くなり、外側からブラッシングしてもポケット内が清掃できなくなります。その場合は手術をして歯肉を切開し、内部をきれいにすれば治るとされていました。

私はその説に、まさに直観的に異和感を抱いていました。ブラッシングが不良で、口腔内が非常に不潔でも歯周病がない人がいる反面、きれいにブラッシングしていても歯周病が進行して止まらない人がいました。それに縄文人や弥生人の顎骨を調べても、歯周病らしい歯周病は見当たらないではありませんか。当然、なぜ近代から現代へと歯周病が激増したのか、その現象に対する疑問が頭をもたげてきます。

決定的だったのは、当時の学説に従ってブラッシングや手術を行なってもほとんど効果が認められず、どんどん進行してしまうタイプの歯周病が多く見られることでした。治療の努力をしてもどんどん進行してゆくのを喰い止められない、それは私にとって頭の痛い問題でした。

治療効果が上がらないのは学説が間違っているからだ、私にはそう感じられました。当時の権威ある教授たちの説、分厚いテキスト、学会の常識、それらがテコでも動かないほど強力不動な状態ではありましたが、それが間違っているのではないかという私の疑念は、ほぼ確信に近かったのです。

同時に、私の目は感じ取っていました。定説にのっとって治療しても、歯周病の進行が止まらないケースには、歯肉や顔の皮膚の様態に特徴があるように思われたのです。如何にも弱々しい、厚さも色も薄い歯肉、反対に赤黒く浮腫状の歯肉、これらの患者さんの歯周病が治りにくかったのです。通常の治療によって治らない歯周病は難治性歯周病と呼び、治療はあきらめられていたのです。患者さんも歯科医も、歯周病は治りにくいもの、または治らないもの、と思い込んでいたのです。

歯周病の臨床的な検査としてはX線検査、ポケット測定、動揺度測定などが主に行なわれていましたが、いずれも歯周病の進行度を調べるだけで、原因などを知る情報は得られませんでした。たとえばX線撮影をすれば、X線の走行角度から把えた歯槽骨の吸収状態を知ることができます。しかし実際には歯槽骨の吸収形態はクレーター形になっていることがほとんどで、立体的な形態は映りません。ポケット測定はそれを補う意味があり、多少立体的形態を把握する役には立ちました。動揺度測定を含め、それらは歯周病の現状を把握する役には立ちますが、原因を明らかにする情報が得られるものではなかったのです。原因がわからなければ原因を断つという根本療法は不可能で、所詮対症療法にとどまってしまいます。当時の治療法とは、まさに対症療法だったのです。研究的には、細菌検査や血液検査なども一部で行なわれていましたが、それらの研究目的は歯周病の薬物療法の開発でした。

X線検査を例に挙げてみるとわかるとおり、一つの検査データから得られる情報は、一つの点か線に過ぎず、病気の全てではありません。実際の病態は無数の点と線を合成して、それでも概形が描かれるのみであり、病んだ営みや原因を描き出すものではないのです。近年はCT撮影が可能となり、文字どおり無数の点と線から立体的形態の把握が可能となりましたが、それでも病気の原因や病んだ営みを描き出すわけではありません。問われるのは、検査データという点や線を手がかりに、生きている病気の総体を把えようとする知性の力なのです。

X線画像も注意深く凝視すれば、骨の形態ばかりでなく、質を読み取ることもできます。骨には弱い骨も強い骨もありそうです。それに気付いたことは大きなヒントになりました。私は骨密度を測定し、さらにその背後にある食生活を分析することにしました。歯周病患者二〇〇〇人の食生活を分析すると、歯周病になりやすい食生活とはどのようなパターンか、明らかになりました。骨の強弱と食生活には大きな関係がありそうでした。

私はさらに歯周病にならない人と、歯周病が進行しやすく治りにくい人の食生活を分析し、比較しました。さらに食生活に一定の食事戒律のある宗教団体の人びとの食生活と歯周病の関係、全身状態との関係も調査しました。ケニアやモンゴル、ブータンなどの海外にも出かけ、比較的伝統食が守られている地域の調査も行ないました。それらの調査結果をもとに、私は歯周病患者の食事改善指導に力を入れ、結果を追跡しました。結果は非常に良好でした。食事改善を行なって、歯周病治療を行なうと、難治性と言われた歯周病が実によく治ったのです。

歯周病の予防と治療には健全な食事が不可欠だ、その結論に達して、一九八一年、食事指導に主眼をおいた健康教室「良い歯の会」を立ち上げました。教室の延べ参加者は五万九〇〇人を超え、そこから健康家族がたくさん生まれ続けています。もちろん、歯周病になるなどということはありません。歯周病の予防は簡単なのです。こうしてまとめた私の歯周病の治療法は農文協から『新しい歯周病の治し方』として刊行されています。

通俗と非俗の衝突

私たちが先入観のない、謙虚な目を守ろうとする時、それを曇らせる要因となるものは何でしょうか。権威やプライド、安易な通説や常識への依存、社会や組織的立場への考慮、既存の価値観へ依存する保身、いろいろな呼び方があるでしょうが共通する著しい特徴は保身です。この類の保身には存立の理由がなく、理由がない保身の理論（理屈）が詰まり通俗です。

非俗は保身とは反対に、無私に真実に向かって身を投げかける、自分の選択した生き方に向かって身を投げる、それをサルトルは投企と呼びます。その先どこに導かれようと、非俗は安心して自分が探り、行こうとする道に身を投げかけます。その理由ははっきりしています。次第に明らかになる〝本当のこと〟に従う以外に、理由のある道がないことを知っているからです。自分の進もうとする道に投企した姿が、木村秋則さんのように、自由で純粋な姿となるでしょう。

通俗は非俗を非常に嫌うのが常です。なぜなら通俗が依拠し、安住する世界は、非俗の仕事によって動揺し、転覆される危険があることを感じているからです。理由のない世界は虚構であり、虚像はいつか消えます。だから通俗は現状にしがみつき、保身するのです。この保身は正しい意味の保守性とは全く異なるものなので、明確に区別して考えたいものです。

科学者と呼ばれる職業にある人でも、通俗の目を持っているなら、広く永く適用し得る事実や理論を発見することは決して出来ません。臨床の場で不明な病に向かい合う時も、そのことがよくわかります。通俗の思考の一切が、邪魔になるばかりなのです。不明を抱えたまま、ただ見つめ、考え続ける以外に何一つ方法はないのです。

①歯周病の病因論をめぐる衝突

たとえば通俗と非俗の衝突であっても、それが論争のうちはまだ問題は大きくありません。エネルギーの無駄ではあっても、理論的対立は時代を超えていつか整理されます。しかし通俗による圧力には暴力や卑劣な手段が加わってくるのが常です。問題が権力や利権、戦争などにからんだりすれば、論争さえ封じる暴力が表裏から行使される例はいくらでも見てきたし、現在も見ています。このような姿を見ると、人間があまり賢い生き物でないことを悟らなければならないかも知れません。

私も様々な圧力を受けてきました。従来の歯周病の病因説と治療法を疑い、食生活主因論を唱えはじめてから、実に多くの嫌がらせや圧力を受けました。脅迫状は何十通も届き、しつこい保険の指導が繰り返され、監査までされました。無言電話は毎日ありました。私の診療所の勤務医やスタッフにも、辞めるように圧力が加えられました。私に取材した記事が新聞や週刊誌に載ると、組織の役員が出向き、今後絶対に丸橋を取り上げないよう、圧力をかけました。私が依頼されていた講演会は、圧力によって次々に中止されました。幼稚園や保育園にも、丸橋が主宰する「良い歯の会」の催しには参加するなという通知が組織から配布されました。先生と呼ばれている歯科医師の世界もこの有様です。純粋な理論の衝突に止まらないのが非俗と通俗の衝突の常であるといえます。

私に加えられた嫌がらせなどの推移を振り返ると、大きな特徴があるのに気付きます。圧力は私の言動が取り上げられた時期に始まり、私の診療所がどんどん大きくなるにつれて激しさを増しました。しかし、ある時期から急速に影を潜めてゆき、現在はほとんどみられなくなっています。一九九六年、厚生省（当時）が生活習慣病という言葉をつくり、原因別に生活習慣病を分類して発表しました。歯周病は食生活等が原因の生活習慣病と分類されました。私は食生活由来性疾患という言葉を用いてきましたが、厚生省の言葉もそれに近いものでした。この発表の頃から、急速に嫌がらせは少なくなりました。厚生省の分類という権威に弱かったのでしょうか。それに加え、一般的な歯科界の患者減少に反比例し、私の診療所の患者数は増加し続け、歯科医師一二人でやっと対応するまでに成長を遂げました。彼らの力は弱体化の極みにあります。手が届かなくなったのかも知れません。

私に対して行なわれた監査の舞台裏も後でありのままに知ることができました。歯科医師会の役員と、県の保険課の指導事務官の一人が共謀し、私を陥れる目的で仕組んだものでした。話すのも惨めなほどレベルの低い衝突です。しかしこれが現実であるという認識を持ち、だからこそ、これらの曇りを払拭した目を持つこと、それが人間の人間らしい根拠であると、私は信じているのです。

②環境ホルモンをめぐる衝突

これもありのままに書けば本書の品格をおとす内容ですが、しかし私たちは常に現実を幻想なく認識し、それに備えたうえで、人間的に生きることを譲らない覚悟を決めた心を持つことが大切です。だから一つの実例として示すことが必要だと思います。

環境ホルモンの一種、ビスフェノールAが、歯科で頻繁に用いられるムシバ充填剤のコンポジットレジンの中に含まれているのではないかと、私たちは疑いました。ビスフェノールAの害は環境ホルモンの中でもかなり強いので、それが口の中の歯に填められていたら問題です。先に行なった私たちの調査では、小学生の八五％の児童に、コンポジットレジンが填められている事実がわかっていました。またコンポジットレジンに、もしビスフェノールAが含まれていれば、常時唾液に溶出したり、咀嚼によって磨耗したレジンが体内に取り込まれていることになります。

一九九九年、私たちは当時使用されていたコンポジットレジン有力銘柄四種について、唾液および水中への溶出実験を行ないました。全銘柄についてかなり高濃度の溶出が確認され、私たちは歯科のある学会で発表準備に入りました。

この頃、私たちの研究動向に関心が持たれていましたが、良心派を自認するある歯科医の協会のC県支部から配達証明付郵便物が届けられました。慇懃無礼を地で行く文書の内容は、ビスフェノールAの溶出実験についてのデータを送れ、というものでした。配達証明郵便物の背後には穏やかならぬ意企が存在することはすぐにわかりましたので、私たちは、学会発表前なのでデータは送れない旨の返事を送りました。

繰り返して何通か、データの送付を求める、配達証明郵便物が届けられ、内容は慇懃なうちに次第に脅迫的トーンに変化していました。馬脚を現わしたのです。

予定どおり私たちは学会で結果を発表しましたが、批判ではなく激しい非難を浴びせられました。さらに後がひどかったのです。先の協会のC県のほかにO県支部も加わり、協会の機関紙で大きく私への非難を掲載しました。その内容は、丸橋は無責任人物で、根拠もない事を言い、国語能力もない人間だ、というようなもので、私たちの研究発表結果そのものを検討する内容は含まれていませんでした。結局、丸橋は文章も読めない人間、というレッテルを貼る効果以外には内容はありません。その機関紙を、全国の歯科医に郵送したのです。歯科医の間で、私を村八分にする効果は大いにあったようです。

臨床症例や実験の結果について、その問題点、可能性、信頼性などを活発に議論することは必要なことです。しかしビスフェノールAをめぐる衝突でも、そのような議論は全くなかったのです。加えてきたのは通俗的な圧力です。科学的真偽はヨコに置いて、愚劣な圧力を加えるという視点、発想とは何なのでしょうか。それを明らかにしておく必要があります。彼らの目と頭は、立場や利益を守るという通俗的理由で染められているのです。それによって真実を見る目を失うのが通俗の特徴であることを良く理解しておきたいものです。

7、いのちを見つめる仕事の作法

不思議なもの、不可解なものはもちろん、心地よいもの、美しいもの、感動するもの、不快なもの、見るだけで苦しいもの、それらは何でもその背景に深く根を張った本当の理由を含んでいます。私たちが見るものについて、私たちが知っていることはほんの一部で、知らないことの方が多いということ、それをまず承知していることが望ましいのです。体験する現象について、先入観なく凝視し続ければよいと態度を決めれば、なぜかとても安心し、居心地がよくなります。そして凝視を続けるうちに次第に、不思議なものや心地よいもの、感動するもの、驚くものなどの、その理由が見えてくることを期待していればよいのだと、私は思っています。やわらかい心で観察を続ければ、いつかこれだ、という真実を直観します。それは確信へと成長し、私たちは安心することができます。それが生き方のもっとも大切な基礎であると感じています。生きている根源に確信と安心を有している姿勢、それがいつも真実に向かう姿勢であり、不安のない生き方です。凝視し、問い続ける先の答えが何であれ、そこで発見した真実こそ、人間の都合を超える法則であることを受け容れれば、生き方そのものに安心できます。真実に沿えばよいと心に決めたとき、私たちはもっとも真実の近くにいられるのです。

人間がもっとも犯しやすい誤りは、先入観や予断を持つことですが、それには何の保証もなく、常に覆させられます。たとえば人間の存在は地球より重いと信じても、いつか地球の掟によって、決定的な清算を受けるのではないか、不安が去りません。単なる思い込みには理由がありませんから、根源的な不安につきまとわれるのです。

少しでも多くの真実に近づくことができ、それによって安心が生まれる観察の仕方とは何なのか、考えてみたいと思います。

脳と心と感覚で観察

人間の知的能力にはいくつかの要素があります。頭脳力、感覚力、心の力などが主な要素となりますが、そのうちのどの能力が優れているのかは人によって様々です。人によって能力の差は実に大きいもので、数学の天才が上手な絵を画けるとは限りません。音楽的能力に優れた人が物理学の能力も優れているという保証もありません。では、人間や植物を対象とする職業である臨床医家や農家にとって望まれる能力とは一体どんな能力なのでしょうか。

まず気付くのは、頭脳が優れた人が優れた医師になるとは限らないことです。学生時代にずば抜けた学業成績を上げていた人が、平凡でしなやかさのない医師になっているのを見ることはたくさんあります。反対に、文学や音楽、山歩きなど、他の分野に没入し、一見医学生としては落ちこぼれ風に見えた人が、後に医師として力を発揮し、大活躍している例を見ることもあります。むしろ無趣味な名医は少ないのではないでしょうか。頭だけで考える理数派は臨床医には向かないと、私は観察しています。医師には頭脳のほかに、感性や心の深さや広さ、情熱、ねばり強さなど、複雑で総合的な能力が必要となります。有機農法や自然農法で優れた結果を出している人を見ても単純理数派ではありません。直感が冴え、詩人や宗教人に近い自然観や人生観を有している人ばかりに見えます。

つまり、生命を対象とした職業には、頭脳だけではなく、感覚的能力、心の能力なども求められるのです。直観を重視する数学者、アンリ・ポアンカレは直観を二つに分けて説いており、それに依れば頭のみで考えた結果の直観と、体で考えた直観の違いが明確にわかります。数学的能力に必要なのは純粋な数の直観であり、これが頭のみで考えた結果の直観です。しかし、より基本的には本来の意味で想像力に裏づけされた感覚的直観というものがある、としています。純粋な論理的直観は間違いを避けて証明する手法ですが、稀には純粋な直観に感覚的直観を併せ持ち、創造的力を発揮する人もいる、しかしその数はきわめて少ない、としています。

数学という純粋な思考に比べ、臨床医学には不純とも言える無限に複雑な条件を、同時に勘案する思考が要求されます。一つ一つの要素に不明がつきまとう多数の要素を同時に抱える生体を前に、解決の手を打たなければならないからです。現実の中で生き、病む人間や植物を対象にする臨床家や農家に求められるのは、頭だけではなく、脳と感覚と心を動員し、無数の観察結果を交叉させながら最善に迫ろうとするしなやかな思考なのです。

生命を見つめるしなやかな目とは何か、もう少し考えてみたいと思います。まずは熟視することが基本であり、永遠なる出発点です。どんなに熟視を続けても、生命に関わる全てが見えてしまうことはありませんから、熟視は永遠に続く出発点であることをよく承知していることが望ましいのです。

謎や不明の多い生命活動を熟視するうちに、生命のある部分が少しずつ見てとれるようになります。霧の中から、形や蠢きがぼんやりと、やがてはっきりと姿を現すように、何かが見えた時、私たちは興奮を覚えるのです。この時が、私たちが熟視する対象を認知した時に他なりません。

観察する時、感覚と頭脳と心を全開して熟視し続けて対象の姿が少し見えはじめると、私たちの作業は見ることから認知へと進みます。そして認知は判断へと作業は進み、判断から行動が起きます。もちろん、熟視→認知→判断→行動と一方向的に進むわけではなく、何回も往復、確認を繰り返した後に、総合的、統合的判断がなされて行動が起こされます。調査、検査、実験などという作業は、この往復運動の中で行なわれるものです。

生命を見つめるしなやかな目、つまり観察力とは視覚だけに依るものではありません。視覚はもちろん、聴覚、嗅覚、味覚、触覚（皮膚感覚）の五感に加え、第六感と言われる心の働きまで動員し、その全ての働きが繊細かつ鋭く全開し、一つの力となったもの、それが生命を見つめる目なのです。

生命を見つめる目を構成するそれぞれの感覚がどのていどの能力を持っているかは、人によって大きな差があります。天性の能力や差だけではなく、訓練の程度やその人の意識、注意力によってもちがいが生じます。人は目の前で起きていることを全て見ているとは限りませんし、他者からの語りかけすら全て聞こえているわけでもありません。近くで呼びかけても全く反応しない人もいますし、目の前のテーブルの隅の、今にも落下しそうに置かれているお皿が見えていない人もいます。反対に、遠く離れた所でその人の噂話がされていても聞こえてしまう地獄耳の人、後方での人の行動も見えている人もいます。このような感覚の力の差が、観察力の差となってそのまま現われてしまいます。私も最近、若い頃に比べて視力が落ち、その結果の能力低下を自覚する機会が多くなりました。箱の中に針が在るのが見えず、物を取ろうとして手を入れ、指に刺してしまったりする時、観察力の著しい低下をまざまざと知らされます。こうして、いろいろな場面での危険を回避する能力が落ち、同時に患者さんを観察する能力も落ちてゆくのです。

反面、臨床経験は増え、問題を解決するための思考方法はずっと豊かになり、知恵の引き出しの数も圧倒的に増加し、それは診断力を高める要素となっています。若い頃に比べ、生命を観察する目、いのちを見つめる目がしなやかになっているのは、そのためでしょうか。

生命を見つめるしなやかな目、それは感覚にも頭脳にも心にも先入観がなく、生き生きとした状態ではじめて身につくものであると考えています。そして医療や農業や多方面の科学研究にはもちろん、如何なる職業にあっても、優れた仕事をするために、このしなやかな目は、もっとも基本的で大切な能力となっているのです。

「奇跡のリンゴ」の木村秋則さん

困難と言われたリンゴの無農薬、無肥料栽培（自然栽培）にはじめて成功したことで注目されている木村秋則さんの著作を読み、講演も聴いてみましたが、木村さんの観察力も傑出しています。生命を見つめる目は繊細で深く、優しさに満ちています。

多雨な日本で、しかも改良されて甘さの増したリンゴを無農薬で栽培するなど、不可能であるというのが常識でした。木村さんはそれを覆したのですから、その力には天性の優れたものがあると言うしかないのです。その木村さんにとっても、リンゴの自然栽培は難関でした。リンゴ畑全てのリンゴの木が葉を落とし、花は咲かず、一個のリンゴも収穫できない無収入の年月が一〇年も続きました。田んぼを売り、借金をし、食べるものも不足して夜はアルバイトをしました。

「頼むから枯れないでほしい」

リンゴの木一本一本に、祈る気持ちで声を掛けても歩きました。

子供の給食費も払えないまでに追いつめられた木村さんを、村人はカマドケシ（破産者）と呼び、親戚の冠婚葬祭にも呼ばれなくなり、冷たい目を向けました。それでも、自然の仕組みに従えば、リンゴの自然栽培は絶対にできるはず、という確信が消えなかったのです。慣行栽培に戻ろうという考えにはならなかったようです。

リンゴの葉が落ちてしまう農園で、木村さんが毎日続けていたのは観察と試行錯誤でした。木村さんの行為は、リンゴの無農薬栽培は不可能という常識を否定するものですから、いろいろな常識を全て疑い、自分の観察で確かめるところから始めようとしています。たとえば次の如くです。

「あるとき、田んぼの畦道に座ってイナゴが米にどれくらい害をするのか、一坪区切って何日も見ていました。（中略）それで分かったことは、オスはひとつもイネを食べないこと。メスは害を及ぼしてもそれが毎日でなく、産卵する前だけでした。どれくらいの被害かというと、一本のイネの百～百三十粒の米粒のうち、一番被害を受けた穂で五粒だけでした。それなのにヘリコプターを使っての空中散布をやっています。おかげで別のカメムシやイネカメムシが発生し、益虫のクモが一匹もいなくなるということを繰り返しているのです」

「虫の誘殺のためリンゴをアルコール発酵させたものをバケツに入れ、リンゴの木につるすようにしました。（中略）なぜか蛾は透明や緑のバケツに入りません。なるべく赤か黄色などの暖色系のものを選びます。入るのはほとんどメスで、卵を産むため養分が必要だからでしょう。甘い香りに誘われてずいぶん入ります」

「ずっとリンゴがならなかった時期、私はやることがなくてじっと畑を見ていました。テントウムシはナナホシテントウと言われるくらいで、七匹くらいしか（アブラムシを――引用者注）食べません。食べたら後はもう動きません。教科書をちょっと変える必要があるかもしれません。新しい若い葉っぱにアブラムシがいっぱいやって来ました。すると必ずこの名無しの虫がいました。この虫を見たことありますか。名前はありません。百科事典にも載っていない名前の無い虫です。目もありません。この虫は益虫であるクサカゲロウの幼虫も食べます。

ちょっと考えられません。大学の先生もこの虫のことは分かりませんでした。見たことが無いそうです。（中略）この虫はアブラムシがいる間、根こそぎ食べます。すごい働き手です。大きさは小さいものが一ミリから大きいもので八ミリくらい」（木村秋則著『リンゴが教えてくれたこと』日本経済新聞出版社）

山の土の温度と畑の土の温度が違うことにも気付き、穴を掘り、温度を計り、畑の土の決定的な弱点も発見します。山の土は深く掘ってもほとんど温度が下がりません。畑の土は深くなるほど温度が下がる。これでは根が張れない、と彼は気付きます。そして山のように雑草を伸ばし、根を張らせる方法を採用してゆくのです。私には、木村さんのそのような観察の積み重ねの結果が、彼の頭の中で次第に法則性を見い出し、理論化が進行していた様子が理解できます。そこから得体の知れぬ確信と予感のようなものがほとばしっていたに違いありません。だから彼は、自殺しようとまで追い詰められても確信を曲げて慣行農法に戻ろうとは考えなかったのでしょう。

死ぬことを決め、首を吊るためのロープを持ち、木村さんは夜の山を登って行きました。半ば朦朧状態でさまよい、月光下の林の中のある光景に目を止め、彼は雷に打たれたように、真実を見たのです。月光の下、林の中には生き生きとリンゴの木が育ち、実がたわわに実っていました。彼はそこに座り込み、土を掘り、土を嗅ぎ、触れて温度を確かめ、これだ、と気付かされたのです。もちろん、林の中にリンゴの木が見えたのは幻想であり、抽象的な映像です。

彼の頭の中で形成された理論という抽象が映し出された画像に他ならず、現実ではありません。しかしこの画像こそが確かな予感が結んだ像なのです。先入観のない純粋な観察者の多くが辿る道を、木村さんは辿ったのです。

奇蹟と言われたリンゴの自然栽培を成功させたものは、木村秋則さんの非常に優れた、純粋な観察力と、そこから生まれた確信の力に他ならないことを、私たちは学ぶべきです。

木村秋則さんに一日会えば、顔、目、言葉、態度などから、ほとんど現世の垢に汚れない純心さ、善良さ、天衣無縫さがわかるはずです。この汚れない純心さに観察力が加わった力が、不可能といわれた常識を覆したのです。

木村さんは観察と実験を繰り返し、確認しつつ先へ進む科学的態度を貫いています。北国の田んぼでは実験は年に一度しかできないと考え、カップ酒の空カップを利用し最適なイネの栽培を実験します。どんな播種、如何なる耕起などが良いか、この方法だと年に六回実験できると言います。野菜の定植法も鋭い観察に基づいて繰り返し実験しています。収穫した米やリンゴの腐り方が栽培方法によってどのように違うか、腐敗実験まで行なっています。作物と畑という自然を相手にした時、これで終わりということはないようで、彼の観察は続けられます。

彼の目は、大根の種を播いてから、大根は少しずつ回転している事実も把えました。また、キュウリの巻きヒゲは、心のきれいな人の指にだけ目の前でクルクルと巻きつくことも確かめました。子供の指には全員に巻きつくそうです。こうなると詩人です。リンゴや野菜と会話ができるのは、人間を超えた全ての生き物共通の言葉、つまり法則や気持ちの側に居るのです。この言葉こそ、科学の言葉であり、詩の言葉なのです。人間の都合の側で考えているのではありません。このような純粋な理論的思考こそ、本物の科学のものであり、詩のルールなのです。

木村さんを見ていると、現実的生活者としては危うさ、頼りなさを覚えるでしょう。あれほど自分の健康も顧みず、無欲で人に尽くして大丈夫だろうか、そう感ずる人が多いでしょう。しかしこれほどの天衣無縫な自由と純粋さがなければ、リンゴの自然栽培を成功させる道を感知できなかったでしょう。その感覚の持ち方から私は大切なものを学ばざるを得ません。

優れた農家の目

明らかな傾向として優れた農家は優れた観察力を持っている点が共通しています。観察力が優れずに素晴らしい田畑を作っている人はいません。私の周囲の有機農業をやっている人びとを見ても、慣行農法をやっている農家を見ても、群を抜いた成果を上げている農家はそれなりに観察力が優れています。それなりにというのは、有機農法や自然農法をやっている農家の観察力の方が上だと思うからです。農薬に頼らずに病虫害を克服しなければならない自然農法、有機農法には、より深い観察力と知恵が必要とされるのです。実際、自然農法、有機農法をやっている優れた農家の観察力には驚くべきものがあり、私も大いに勉強になりました。人を診る目を養ううえで参考になるのです。

私の同級生で有機農法をやっている大塚秋則さんがいます。畑に立ち、向かいの山林を指差し、

「あの山のようにすればいいだけだ」

と静かに言っていた表情が忘れられません。彼の頭の中には、山林で営まれる生命のシステムが、菌や虫や草や樹や、そして土や水の蠢きが、いつも映し出されているに違いありません。その目で畑を見つめているのです。彼の野菜は姿が美しく、味は素晴らしく、感動に値します。

優れた観察力とは、このような結果を出すのです。「良い歯の会」で三〇年近く野菜を届けてもらっている佐藤勝美さんの野菜も、ほれぼれするほど美しく、美味しく、絶品といえます。有機農法のキュウリは曲がる、形が悪いなどという人は本物を知らない素人か二流の農家なのです。佐藤勝美さんの目は神経質といえる繊細さ、鋭さを持っていて土や野菜や気候を見ています。この観察力が絶品の野菜を生むのです。鈍感な人が作った野菜は実際に、形も味も鈍になります。

指導的役割をも果してきた人の著作を見ても、力の根元には観察力があることは明白です。たとえば『本物の野菜つくり』（農文協）の著者、藤井平司さんの本を読めば、その目の力を認めざるを得ないでしょう。たとえば水を与えて多湿で発芽したホウレンソウと、晴天乾燥で発芽したホウレンソウの根や葉の形態がどのように展開するか、少肥と多肥ではどうか、老化

の進み具合はどちらがどの程度か、全て正確にスケッチ、記録しているのです。全ての作物について同様な目で観察しています。

農業に従事し、現場での観察と勉強の結果を体系づけ、風土とともに生きる産業を提唱した三澤勝衛さんも、その著書は一貫して深い観察に貫かれています。土壌の質、地形と風向き、日照、地下水系などによって、植物の姿がどのような形態をとるか、正確に観察し、スケッチに残しています（『三澤勝衛著作集　風土の発見と創造』、農文協）。

優れた農家は優れた観察力を持っているほかに、もう一つの共通性があります。全ての人が思想と人格を形成していることです。哲学者的なのです。生命を見つめる曇りなき目は、真実つまり自然の法則を垣間見ることになります。それが見えなければ自然農法や有機農法は成功できません。自然の営みが垣間見えた人には確信や思想が育まれるのです。彼らの表情は穏やかで安定感があり、人間性の豊かさを感じますが、ある点では確信者特有の、動かないものを感じさせます。真実を垣間見た人の確信がそう簡単に揺れることはないのです。

大塚秋則さんの野菜は天候不順にも強いのです。雨や嵐や寒冷にも被害は慣行農法に比べてずっと軽微です。山を指差し、あのようにすればいいと言っていた彼の言葉を思い出せばわかると思います。山は天候の変動で壊滅したりはしません。山の法則、つまり自然の法則にできる限り近づけて栽培する大塚さんの野菜も強いのです。

有機農法農家の常ですが、はじめた頃は苦労したようです。農協や市場へは出荷できず、固定客は少なく、加えて農法もまだ手探り的で土も出来上がっていません。しかし、有機農法を志す人には共通して思想性が強いのです。食べる人のために本物の食べ物を作りたい、そのような信念が共通して強く認められます。

今、大塚さんの野菜は好評で、全て売り切れてしまいます。私も買いに行きますが、最後は「もうこれきりない」ということになります。時代を越え、確実に信頼が広がっているのです。

もう一つ素晴らしいと思うことがあります。家族が揃って良い表情をしていることです。生きる意味を持つ人たちの表情です。息子さんも跡継ぎになって一緒に仕事をしています。

やはり近くで、リンゴを中心に、プラム、ブドウなどの果樹を有機農法でやっている中島敬太郎さんがいますが、この人も全てが大塚さんと非常によく似ています。中島さんのリンゴも天候による影響が少なく、台風による落果も慣行農法に比べてずっと少ないといいます。中島さんのリンゴは食べたら誰でもこれはうまいと驚きます。贈り物に使って一番喜ばれるので、いつもたくさん利用させていただいているし、診療所や「良い歯の会」でも販売させていただいています。手に持てば、ズッシリと重いのがすぐにわかります。比重を計測してみたら、市販の普通のリンゴに比べて一〇%も重かったのです。

中島さんのリンゴも支持者は増え、私も前から注文を出しておきます。そのうちに買いにくくなるのではないかと心配なほどです。

中島さんは自然農法の実践もはじめていて、自然に学び、本物を作ろうという強い信念を持っています。やはり家族が同じ思いを共有して、良い表情をしています。大塚さんも中島さんも仏様のような優しさが人格ににじんでいます。

それに比べ、私が子供の頃、化学肥料と農薬をたくさん使ったコンニャク栽培などで注目され、利益を上げていた農家を見ると、全て凋落です。日本中の農家がそうであるように、輸入農産物が増えて生産物価格が下落し、ビニールハウス、肥料、農薬などの生産コストは上昇しています。採算が難しい状況です。それに長年の化学農法で土は砂漠のように痩せ、病気が出やすくなっています。最大の問題は、不採算な農業に若い人が見切りを付け、後継者がいなくなってしまったことです。現在、畑で働いている人は若くても六〇代後半で、ほとんどが八〇歳近い状況です。かつて栄えた農家が、今は跡継ぎも失い、畑を貸し出しています。

昭和四十年頃から急速に化学農法化した私の故里は、農薬によって川の魚はいなくなり、田んぼで鳴くカエルは乏しく、山を揺るがすほど鳴いたセミも数えるほどしか鳴かなくなってしまいました。羽音が聞えるほどたくさん飛んでいたトンボもまばらになり、野からバッタやウマオイ、キリギリスなどが消え、ヘビの姿も珍しくなってしまいました。化学農法が滅ぼしてしまった自然、空家が増え子供のいなくなった農家の光景を見て、それを推進してきた人びとが反省している様子は全くありません。本質を見て考察することをしない、それが通俗の通性で、人類滅亡の刻印です。

医療には権威や業界利権がからむので、また独特の難しい問題を抱えています。医者に行けば飲みきれないほどの薬をもらい、飲み方も覚え切れずにほとんど飲んでいない人の話はよく聞きます。現行の医療制度が生み出しやすい欠点です。しかし私は一番の問題は、そのような制度や慣行、常識にのっかるのが楽なために、生命を見つめるという医や農にとっての基本を忘れてしまっている人が多い点にあると思います。そこから直接的に生まれる弊害は、制度的解釈に当たらない症例は切り捨てられることです。咳が出れば咳止めは処方されますが、その原因を調べ、解決する探求に保険点数が与えられるわけではありません。アトピーがあればステロイドが出され、頭が痛くても腰が痛くても出されるのは鎮痛剤で、その原因を探し、解決するわけではありません。こうして多くの患者が、根本的な救済から切り捨てられます。もう一つ、こうした医療が、もしかしたら既に人間の体を大きく狂わしはじめている可能性も考えなくてはなりません。日本人の体形、体質、精神状態の変化などに、食生活のほかに薬物の影響は全く無いのでしょうか。女性化して体毛が濃くならず、精子数の減少した男性に、薬物の乱用は無関係と言えるのでしょうか。膠原病、アトピー、精神的異常、花粉症、その他原因不明の異常に、対症療法的に多量に出される薬物は関与していないのでしょうか。

化学農法は目に見える形で自然と土と人の荒廃をもたらしましたが、内容的には現代医療が行なっていることも同じことです。その害が大きくなる前に、私たちは本当の医学の道を思い出したいものです。

農と医で見た、澄んだ目と曇った目による二つの見方の違いの上に構築された二つの構造物の違いについて、私たちはきちんと理解しておきたいと思います。それは目先の症例への対応や効果が違うという小さな問題にとどまりません。結局、観察と認知、認識の上に構築された目に見えざる理論の構造物こそ、目に見える文化そのものであり、それが人間の姿のほぼ全てです。人間が辿る運命そのものがその文化に描かれていることを知っておきたいものです。

未知への予感に満ちた全人的歯科医学

私は四〇年間、歯科の臨床で、患者さんとしての人間、つまり病める人を観察し続けてきました。その数は約三万九七〇〇人です。そのほかに検診や調査で海外も含めて多くの人を観察してきました。それらが私の目を養ってきました。臨床家は、真剣に患者さんに向き合っていればもっとも多くを学べます。そこで気付いたことを調査や研究で確かめつつ、さらに理論化を進めるのです。

私の姿勢のもっとも基本に、幼児期からの自然からの学びがあるのは言うまでもありません。それがあってこそ、患者さんを生き物として観察する目が育ったのです。

症例との一つ一つの出会いから学んだことを積み重ねて同じ目がどんどんよく見えるようになってきます。だからある程度の臨床経験がないと良い治療を行なうのは難しくなります。私も、四〇年間を積み重ねて、老眼となりましたが今が一番よく症例が見えます。自然や人間、そしてその社会も今が一番よく見えます。とは言っても、今もまだ毎日、何かが少しずつわかるようになりつつあるプロセスで、目前はまだ不明の症例の海です。しかし、四〇年間、まじめに症例を見つめてくると、見えるようになった領域の蓄積もそれなりに多くなっていますから、その作業をして来なかった臨床歯科医に比べ、よりよく見えているという実感はあります。視覚や聴覚もそうですが、嗅覚や味覚も正しい咬合を回復すれば回復し得るものだという想定を持って治療を行なっている所は、まだ他にいないと思います。生理痛、生理不順や不妊症にしても、治せる可能性が相当あると考えて治療に取り組んでいる歯科の臨床現場が他にあるでしょうか。私の頭の中には、自律神経のバランスとホルモン分泌や免疫細胞のバランス、代謝など、目に見えないネットワークの働きが常に描かれ、それを考慮した臨床を行なっていますが、一般的な歯科治療の現状は全く世界が違うように見えます。患者の口腔内に見られるこれまでに入れられた補綴物はそれらのシステムを歪めるようなものばかりです。

夜と昼が逆転した生活をしていて、家族と口を聞かず、部屋に閉じこもっていた青年が、スプリントを用いた咬合治療をはじめ、順調に正常な生活に戻り、元気に働きはじめました。この青年も、私の予想どおりの治療過程を辿っています。これらの全てを私は症例から教わりました。

歯に手を加えて人体に介入することは、体と心を支える支柱に手を加えて生命活動そのものに介入することだ、それが今の私の実感ですが、まさに歯は体と心の全てを全人的に支えています。影響力は絶大です。これから、どれだけの期間この作業を続けることが出来るかわかりませんが、ただ、まっすぐに生命を見つめ続け、少しでも多くを、自然や生命から学んでゆきたいと考えています。この考え方は私に深く根を張っている動かない確信です。

さらには全人的歯科医学の視点から、日本民族や人類の現在の姿を把え、憂慮している点について建設的な発言をしていければと思っています。全人的歯科医学は、その予感と可能性にあふれていると確信しています。

第二章　いのちを耕す

1、口の前にいのちの形を見る

患者さんに対面したとき、まず最初に口の中を覗く習性のある歯科医師に見えているものは、ほんのわずかです。ほとんど本質的なものは見えていないといってもいいでしょう。私は最初に患者さんの姿勢（形態）を見ます。姿勢と顔形の形態的特徴、歪みがあるか否かなどを判断します。次に質を観察します。質は主に顔と爪の色艶ですが、目や髪の色艶も見ます。それは一瞬です。患者さんが入室して治療椅子に座るまでの間、そして患者さんに挨拶するほんの僅かな時間です。問診で主訴や症状、病歴などを聞き、視診で口腔内を診査する前に、その患者さんに対する私の見方はそこで確立します。

姿勢を観察すれば、この患者さんがどのような悩みを抱えて来院したか、大体は判断できます。長身で猫背、顔形が細くて曲がっていれば、顔の色艶も不良です。咬合異常が原因の身心不調で来院したな、と判断できます。歯周病の患者さんの顔は歯周病色、（108ページ参照）をしているのですぐにわかります。中肉中背で引き締まった肌をしていて、色艶がよければ、主訴は単純です。ムシバの痛みや、治療した歯が腫れている、歯が無いまま放置してあって何か入れたい、義歯の具合が悪い、などです。

初診の患者さんとの一瞬の顔合わせで判断したことは、問診や視診を行なう前に患者さんに告げておきます。

「右の肩や首がコらないですか」

「左の視力が落ちていませんか」

「腰痛になりやすい咬み合わせですが、大丈夫ですか」

「体が冷えて、疲労感が強くありませんか」その他です。この判断がはずれることはまずありませんが、当たっていれば私と患者さんとの信頼は最初から強まります。はずれていれば私はヤブ医者ということになるので、当然信頼は生まれません。

それから症状や希望を聞き、口腔内も見て診査します。必要があれば次に検査を行なうことになります。

初診時には説明に一時間以上はかかるので、診断と治療方針の立案は素早く行なわなければなりません。もちろん的確な診断でなければなりません。

まず、私が観察する形態について述べましょう。

姿勢から何を診断するか

日本人の健全な体の形態を思い浮かべて、それと比較すれば、どこが弱く、どんな異常が現われやすいかすぐにわかります。まず、日本人は中肉中背で、やや小形の人の方が強健です。人間は生物界で唯一、重力に抗して二足直立歩行する特殊な生き物ですから、体重と体形を支える筋肉や骨格の強度が必要です。この強度が不足すると直立姿勢は歪み、彎曲し、崩れやすいのです。人間にも人種差があって、日本人の筋肉や骨格からすれば、あまり身長が大きくない方が正しい姿勢を保つのに有利です。親よりも長身になった最近の若者の姿勢が崩れているのはそのためなのです。

長身の人の頭部の重心が偏れば、背丈の低い人に比べて脊柱が曲がりやすくなる道理はすぐに理解できるはずです。実際、長身の人の方が症状が重く出る傾向がはっきりしています。この原理に従って、祖父母、父母、子と順次身長が伸び、姿勢は猫背化し、側彎も強くなる傾向が共通して見られます。姿勢の観察から読む要点は次のとおりです。

〈姿勢と身心の症状〉

・身長　高いほど脊柱彎曲は起きやすく、元気度は低下傾向。

・猫背化　下顎が細く、小さい。頭部が前方に倒れ、背中が曲がる度合いが大きいほど、体力、気力とも低下傾向。首の後ろ、肩や首、背中がコル。腰痛の出現度も高まる。ウツ傾向が多くなり、不登校も増加。

・脊柱側彎　左右方向の頭部の傾斜が引き金となり、頸椎、胸椎、腰椎が左右的に彎曲する。彎曲部周辺に痛みが出現しやすく、そこから分岐する末梢神経支配域の四肢や内臓の不調が多くなる。冷え、しびれも多発。ホルモン分泌が不調となりやすく、生理不順、生理痛も多い。血液検査で免疫細胞減少も確認している。

・肩の位置

左右の水平度、捻れを見る。多くの場合、頭部が傾斜している方向と反対側の肩が下がっている。首、肩、背のコリ、腰や脚のしびれ、痛みなども、肩が下がった同側に出やすい。目のトラブル（視力低下、眼の痛みなど）は肩が下がった反対側に出現する。特に左肩が下がった症例で症状は重い。左右の肩の片方を前方に突き出した捻れも見られ、脊柱が雑巾を絞るように捻られている様子がわかる。捻れると冷えなどが強く、体も重く、体調は悪い。

・腰の位置

左右の高さ、前後の捻れを見る。重心がかかった方、つまり肩が下がった方向の腰が低く、同側の腰が前方に出て体が捻れる。腰痛が出やすく、腰椎ヘルニア、坐骨神経痛が出やすい。重心がかかる方の足に水虫が出やすい。全体として、姿勢が歪むほど顔の色艶も悪化する。

顔の形態と身心の異常

顔については具体的に次の要素を見ます。

・頬のふくらみの左右差

大きくふくらんでいる方向に下顎が偏位している証拠。頭部の重心が、頬がふくらんだ方向に偏るので、首を反対方向に曲げて重心を調整している。物体ならば重心が偏った方向に倒れるが、人間は倒れないように重心調整をしている。小さい方の顔は目が小さく、瞳、目尻ともに位置が下がっている。小さい方の顔は陰が多くて暗く、しわ、しみが多く、死んだ顔の印象である。頬のふくらんだ方向の肩が下がり、多くの身体症状はほとんど肩が下がった側に出る。視力低下など目の不調だけが反対方向に出る。

顔の非対称を観察する場合、一つだけ見逃してはならない深刻な注目点がある。上顎骨も非対称になっていないかである。上顎骨が著しく非対称になっている例では、症状は身心ともに重症で、咬合治療によってもあまり効果が上がらない例が多い。体調は悪く、精神状態も正常に戻ることは難しい。下顎の偏位だけであれば咬合治療によって簡単に治るが、上顎骨の大きさは成長過程で左右にかかる力の差によって形成されてしまっている。この非対称は修正困難で、そのうえ脳が入っている頭蓋骨の大きさまで非対称になってしまっているケースもある。こうなると手遅れで、治療しても症状がある程度軽減すればよいと考えなければならない。頬のふくらみの非対称はわかりやすく、影響も甚大なので、正確に観察する。

・口唇の角度

口唇が水平であるか否かを見るが、これも重要なポイントだ。口唇が傾斜していれば、上がっている側の咬合高径（咬み合わせの高さ）が不足していることを疑う。家で言えば左右の柱の長さが違っているのと同じで、床も屋根も傾き、家が歪み、次第に歪みはひどくなる一方だ。有名人を観察すると、極端に片方の口唇が上がっている人を、特に政治家で多く認める。この特徴のある人は、体調、思考ともに不安定で極端な発言が目立つ。精神的安定、許容力が少ないことを物語っている。

口唇が水平でない場合、下顎の偏位の仕方には二通り認められる。口唇が上がった側の頬がふくらみ、下顎角（エラ）も突出していれば、下顎骨全体がスライドするようにその方向に偏位していて、不調も同方向に現われる。しかし、下顎角が、口唇が上がっているのと反対方向に突出している例の方が多い。この場合は下顎が、オトガイは口唇が上がっている方向に、下顎角はその反対方向に移動し、回転している例である。いずれにしても、下顎角が突出した方向に下顎の重心は偏位しているので、その方向に不調の多くは現われる。

・左右の目

左右の目の位置が水平でない例も多い。瞳と目尻が下がっている方向と反対側の下顎角が突出していることに気付く。目と目尻の位置が下がっている方の目が小さく、視力低下、目の奥の痛み、涙目、ドライアイ、網膜剥離などは小さい方の目に出る。左右の目が非対称の例では頭がぼんやりし、集中力が低下する。精神状態に問題のあるケースもある。大きい側の目が異常に大きくなって突出し、バセドウ病様の様相を呈することも少数ながら見られる。こうしたケースではバセドウ病と診断され、治療も受けているが、咬合治療を施さないと治らない。左右の目がバラバラの方向を向き斜視になっている例もある。咬合治療で治る例が多い。目の突出や斜視になった例のほとんどは程度の差はあれ精神的症状も伴っている。精神の統一がとれにくいようだ。

・顔は丸か四角か細長か

日本人の顔の形態は、モンゴロイドの特徴で丸形か四角だった。それが細長くなり、オトガイが尖った形に変化してきている。軟食の影響と思われるが、一言で言えば細長くなるほど弱い顔である。もともとの日本人の特徴である丸形か四角で、下顎角が張った形態が、強い顔である。体力、精神力を見るのにわかりやすい。口唇から下の下顎部が短い、アゴナシの顔形は咬合高径不足で、病弱形。

・鼻筋が曲がっていないか

細長い形態の顔では、鼻筋からオトガイの先にかけて左か右にカーブしている例が多い。咬合異常によるもので、必ず身心の不調を伴っている。

・鼻が高く見えないか

近年の日本人は少し鼻も高くなったと言われるが、鼻が高く見える要因として大きいのが下顎の後退である。下顎が後方に引かれ、相対的に鼻が高く見える。やはり弱い身心を現わす特徴で、顔色も悪い。

姿勢と顔形の観察で共通して注目すべき点は、下顎の位置です。下顎が左右、高低、前後に移動すると頭部の重心がそれに従って移動し、顔形も姿勢も変化します。下顎の位置が根本的原因となっている点を見逃してはいけません。さらに言えば、下顎の位置を決定するのは上下の歯の接触関係、つまり咬合です。食生活の現代化による歯列弓の退化や不十分な歯科治療によって、下顎の位置が三次元的に移動すること、これがもっとも根本的な顔形と姿勢を変える原因なのです。上下の歯の接触関係こそ、脊柱のカーブ、つまり姿勢を支える主柱なのです。

色と艶、表情を見る

原因が何であれ、体調が悪ければ皮膚の色艶や表情は悪化します。病気や過労、心労、栄養不足などがあれば冴えない色艶や表情になります。病気の末期になると、もう危ないな、という色艶になるのは誰でも気付いています。こうした特徴はもちろん診断に欠かせないサインです。野菜や動物でも、色艶を見ればその生命力の程度を見てとることができます。私たちが人を見る場合も同じなのです。

・皮膚の色艶

色艶はそのまま生命力、健康度を現わす。色艶が良いということは充実感があることとイコールである。形態も機能も順調で、代謝など、全ての働きも好調である証拠だ。艶が悪く、冴えず、虚ろな感じになれば、何かが原因で生命力が低下していると判断して間違いない。咬合が悪く、下顎が偏位している人はほとんど全例色艶が悪い。

食生活の傾向も色艶から読むことができる。肉、加工食品などが過多で、飽和脂肪酸が多いと皮膚は黒ずみ、野菜不足は灰色傾向のくすんだ色になる。食生活が良い人は透明感と艶がある濃いピンク色を帯びている。歯周病の人は歯周病色ともいうべき、屍体の皮膚を連想させるくすんだ生気のない皮膚をしていて、歯周病にならない人とはっきり区別できる。

・爪、髪、目、表情

顔の色艶と並んで有力な情報を得られるのが爪の色艶だ。濃いピンク色が健康、赤黒いものは肉や加工食品が多い現代食型、グレー傾向の爪は野菜不足のサインだ。白っぽければ貧血、黒いのはアレルギー体質を示す。爪の色は食事を直接反映するので、見れば何を食べているかすぐにわかる。目や髪も輝きを失っていれば病みたい体に傾いているサインだ。健康であれば表情は明るく輝く。

以上を見て総合すれば健康度、体調、食生活の傾向などがはっきり判断できます。食生活はその人の思想に支えられているので、考え方も把握できます。その人の生き方、考え方も読まなければ全人的診断はできません。食生活を中心としたライフスタイルと体調、病気は深く関係していますから、それを把握し、適切な指導を行なう力が、全人的医療には不可欠です。主に以上のような観察にもとづいて、実際の初診時に、次のように患者さんの状態を読みます。

2、初対面で病状の概略を正しく読む

患者さんとの初対面で、極めて短時間に、もちろん検査もせず口腔内も見る前に、その患者さんの病状がどのようなもので、何を訴えたがっているか、正確に把握する必要があります。その読みに基づいて、必要な診査や検査を行なうのです。読みが正確であるからこそ、適切で意味のある検査を行なうことができるのです。何もわからないまま行なう検査は無駄が多く、わかることが少ないのです。実際の例を挙げてみましょう。

あなたは歯周病ではありません

中年の女性が歯周病で悩んでいると言って来院しました。腫れを繰り返し、歯ぐきを指で押すと痛く、ずっと治療を受けているが全く良くならないと悩んでいます。今まで通っていた歯医者は、歯周病が進んでいてもう治らないから、ダメになったら抜いてインプラントにしましょうと言われていると言います。

「あなたは歯周病ではありません」

私はすぐにそう答えました。

「あなたは歯周病にならない顔と爪をしています。あなたは絶対に歯周病ではありません」

私は自信を持ってそう説明しました。歯周病の人は歯周病色の顔と爪をしているのですぐにわかります。この女性の顔は充実感があり色艶がよく、肌が光っています。爪の色は美しい濃いピンクです。このような人が歯周病になることはあり得ません。

私は、「あなたのような体質の人で、歯周病だと言われて悩んで来院する人は多いけれど、本当は根管治療や咬み合わせが悪いのが原因で腫れたり出血したり、動揺しているケースばかりだ。歯根にクラック（ひび割れ）が入っているケースも少数見られる。それを治すことができないので、歯周病と言って逃げているか、本当にわかっていないか、どちらかだ」と説明します。本当に歯周病であれば、歯槽骨は全体的に溶けて位置が下がりますが、治療や咬み合わせの不良が原因の場合は、その歯の部位の骨だけに異常が認められます。根管治療が不完全なら根尖（根の先端）にウミが溜まった黒い影が映りますし、パーフォレーション（根管治療の失敗で、根管の側壁に穴をあけたもの）なら、失敗の部位に影が映ります。咬み合わせが異常なら、その歯の部位の歯槽骨だけが下がります。クラックが原因ならば、歯根に沿ってタテ方向の黒い骨吸収像が映るはずです。それを説明してからX線検査を勧めます。現像が出来上がれば予め説明したとおりの像になっていなければなりません。

初対面の短時間に行なう診断が正確であることの意味は非常に大きいのです。私たちが正確で効率的な治療を進めるためにはもちろんですが、患者さんの理解を開き、深めるために極めて重要なのです。患者さんの理解が深まらなければ治療成績を効率的に上げることは困難だからです。ところが患者さんの中には自分の思い込みや今までの歯科医からの誤った情報を盲信してしまい、全く特殊な迷信を抱いてしまっている人も多いのです。それは治療の邪魔になります。一気に霧を晴らし、真の理解に達しさせることが必要です。そのためにも、私たちの見方が極めて冴えて速く、正確である力量が必要なのです。

実際に、歯周病だと悩んで来院する初診の患者さんを見ていると、本当に歯周病なのは二割ほどに過ぎません。あとは咬合や適合の悪いクラウンなどの補綴物が原因であったり、根管治療が不良で腫れていたり、歯根にクラック（ひび割れ）が入っていたりするものばかりです。それを歯周病だと説明している歯科医が多い現状は一体何が問題なのだろうかと考えさせられます。

このような症例は食生活や体質などに大きな問題はなく、治る力は十分なので、治療は簡単です。技術的に正しい処置を行なえば必ず良い結果が得られるので、私たちの悩みもなく、気が楽です。

現代食型歯周病で、体もだるいですね

二八歳の男性が東京から初診で来院しました。歯周病が相当悪く、何人もの歯科医から手遅れだと言われ、少なくとも上顎は全て抜歯して総義歯だと宣告されていると悩んでいます。歯のことで悩んでいるせいもあって暗い顔をして、声にも張りがありません。生気のない腐ち葉色の肌、暗赤色の爪の色を見れば外食の多い現代食型歯周病であることは一目瞭然です。体は重くて透明感がなく、疲労感が強く、気分も重いはずです。

「外食が多いのですね。食事が加工食品や外食が多いと骨は弱くて溶けやすくなります。体調も悪くなって、病気にもなりやすいから注意しなくてはいけませんね。食生活を改善しないと治らないタイプですよ。『良い歯の会』に出席して、食生活の理解を深めてくださいね」

食生活に原因がある場合は全ての歯にわたって歯槽骨吸収（骨が溶けること）が進んでいるはずであることも告げておいてから、私はいつも口腔内の診査を行ないます。そのほか必要に応じてX線撮影、血液検査、食事問診と分析なども行ないます。この男性は肩コリがひどく、

胃腸が悪くて下痢をしやすく、視力も急に悪くなり、慢性的疲労感が強かったのです。X線写真を見ると上下とも全歯にわたって根尖部付近まで歯槽骨吸収が進んでいました。普通の歯科医院なら手をつけられない状態でした。

このように、食生活が原因になっている場合などは、患者さんの理解と協力なしに良い結果を得ることは不可能です。したがって最初に、深い理解に導くことが非常に重要な治療要件となります。

「初診の時、先生から、食べているものや体調についてポンポン言われ、それがみんな当たっているので本当に驚いた。スゴイと思って納得した」

と後で言っていましたが、私たちの生命を観察する目の深さ、正確さ、素早さなどがもつ意義は、指導力を強める点でも大きいのです。この男性はクラウディング（重なって生えている）の歯を一本抜歯しただけで他の歯は全て助かりました。体調も大幅に改善しました。肩コリが解消し、胃腸の調子が良くなって下痢も治りました。疲れにくくなり、風邪をひかなくなり、朝起きた時から元気に動けるようになったと言います。顔も見違えるほど元気そうになりました。どす黒く、艶消しだった顔にピンクがにじみ、艶が良くなりました。目や髪も輝きました。口唇や口腔内粘膜は暗赤色であったのが美しい濃いピンク色になりました。

現代食型歯周病は食生活の改善を前提にしなければ絶対に治りませんが、改善を行なえば技術的治療がすぐに効果を上げるので、治し易い歯周病なのです。

貧血型、糖尿病型、高血圧動脈硬化型も特徴が明らか

原因が食事の混乱であれ貧血や糖尿病、動脈硬化、腎臓病などであれ、歯槽骨の生命力が低下すれば、歯周病に罹りやすく、治りにくい体になります。生命力の低下した歯槽骨はほとんどの人の口腔内に常在する細菌の攻撃に負けて溶け、通常の咬合力にも耐えられずに負けて溶けるのです。観察していると、何が主な原因で歯周病が進行しているか、それぞれの特徴が明らかです。

私の歯周病の分類の中に、貧血低血圧型歯周病というタイプがありますが、これも初対面ですぐにわかります。顔は蒼白で艶消し状態、滑らかさもありません。口唇や白目も白っぽく、口臭は非常に強く、顔や姿にも力がありません。貧血低血圧型歯周病は組織の生命力がかなり低下しているので、食事改善をきちんと行なわないと治りません。体調にも、疲労感、冷え、肩コリ、生理痛などの共通性が強く認められます。

糖尿病型と高血圧動脈硬化型の歯周病には外観上、似た特徴があります。顔や爪は赤黒い傾向ですが、糖尿病の方がダークです。糖尿病では眉間と掌が赤いのも特徴です。

従来、いや現在でも一般的な歯科界では、歯周病と言えば原因別分類もなく、ただ歯周病と診断するのみですから、その診断から真の原因を解消することは不可能です。だから一般的に、歯科医も患者さんも、歯周病は治らない病気だと信じているのです。本当のことを見ようとし

ない、見えないということは、そのような結果になります。目が曇るのは恐いことだと思います。

以上のように、形態と質を観察することによって、患者の生命の状態を的確に読み、基本的診断を下すことができるのです。これができない医師にとっては、検査データも形式的に読むことしかできず、大きな力にはなり得ません。またデータからは人間の考え方や生き方は読むことはできず、人間の体と心を全人的に読みとれないと、次のような大きな壁に当たることになります。

3、食生活や考え方も読む全人的診断

歯周病や咬合異常、歯列不正なども、原因が生活習慣の中にある生活習慣病です。そのほかの主な現代人を悩ます病気も、ほとんどが生活に由来する病気です。これらを治すためには技術も必要ですが、それだけでは根本的原因を解消できず、病気が根本から治ることはありません。生活習慣を正す必要があるわけですが、実はそれがあまり簡単ではないのです。生活習慣はその人の生き方そのものですから、生活習慣を改めるということは生き方を改めるという大変なことなのです。人間は簡単に考え方や生き方を改めたりはしないものです。

人の生き方に関わり、それを改めるという仕事はどのような性格の仕事なのでしょうか。人

を読む力、人の一番深い所に達するコミュニケーションの力が不可欠な仕事です。いったい医師にそのようなことまで要求されるのかと言えば、現代の生活習慣病を治療の対象とする限り、そのような力、いわば言葉のメスとも言うべき力を持たない医師の力は弱いと言わざるを得ません。医系学部が理系でよいのかという私の疑問はここから生まれます。人を読み、人の深みに達し、人を動かす力を持つためには人文系の力も不可欠なのです。

初診時に一瞬観察すれば、その人が何を食べているかすぐにわかります。何を食べているかはそのまま肌に現われ、口唇に現われ、爪に現われます。食べ方は生き方とも言えるので、生き方もある程度把握することができます。それに加え、少し会話をすれば、人の頭の中はかなり正確に読むことができます。

生き方や考え方が読めるか、その人との言葉の交換が可能か、その可否が全人医学を可能にするか否かを決定するほどに大きいのです。人は認識の程度に病み、認識の程度に治る、というのが私の考えです。人間の体と心の全体をよりよい方向に移行させ、再建を図ろうとする全人医学にとって、患者さんとのコミュニケーションの成立は根本的な条件なのです。

患者さんとのコミュニケーションが大変難しい例を私も時々経験しています。そのような時、お互いの言葉が全く交わらず、無関係に行き来しているのを感じます。それはとても苦しいことです。先入観に固まったり、独自の世界に完全に閉じ籠もったりした状態にある人の言葉は、相手を読み、考慮しないがゆえに、一方的に発せられるだけになります。相手の言葉を受け止めることができないから、コミュニケーションにはならず、双方の言葉は空しく行き違えるのみとなるのです。また信じられないことですが、私たちに対して不信感や敵対心のようなものだけを持って訪れる患者さんが稀に見られます。現在に至る過程でそれだけトラウマを与えられた結果かも知れず、気の毒だと思いますが、しかし、治療は患医共同作業であるという現実は揺るぎません。信頼や協力がなければ、治療というもの自体が成り立ち得ないものである、という事実を理解する必要があるでしょう。

患者さんの体ばかりではなく、生き方と、生き方に支えられた食生活の全体を読み、患者さんと医師の間に深い交信が形成された時、全人医学は大きな成果を上げることができるのです。通常の医療全体にも、患医の信頼が不可欠であることは共通して言えることです。

4、わかることと不明を分ける

患者さんの症状（症例）に向かい合う時は真剣勝負です。武蔵と小次郎の決闘のように心や頭を澄ませ、緊張させて向い合います。つまり私にとっての治療モードは決闘モードのように緊張した状態なのです。この体勢で臨んでいる時、あまり話しかけられると、緊張は乱れます。私の場合、診断や治療中に話しかけられた時には、一度治療モードをお払いにして、リセットしないと良い結果が出せません。患者さんとの話し合いや説明の時には説明モードになっていて、治療モードとは全く異なる身心の体勢となっているのです。

具体的な症例を見つめる時、患者さんに現われている状態には、既に私にはよくわかっていることもあり、大体わかっていることも、わからないこともあります。

たとえば、首や肩、上肢の症状は頸椎と深く関係していることはわかっています。首や肩のコリや痛み、腕や指の痛みなどは、頸椎の歪みを正せば解消することを豊富な症例からも理論からも知っています。知っていることに対しては、対処する治療法も確立しています。

患者さんの症状に向かい合う時、ここで大切なことは、既にわかっていることと不明とを分け、整理して考えることであると私は思っています。漫然と取り組むと問題点が鮮明になりにくく、集中できないからです。ここまではわかっているが、ここから先がまだ不明だ、と整理したうえで考え、試行すると集中できます。

現在向かい合っている症例を挙げてみましょう。五五歳の主婦で、首が痛くて曲がらない、肩がコル、腕が上がりにくい、右手人差し指がくの字に曲がっていて伸ばせない、というのが主訴です。人柄がとても良く、くの字に曲がった人差し指を私に示し、笑顔で言います。

「指が曲がって伸ばせないのが、歯と関係があるようにも思えないのですが……」

明るい目と声、笑顔で言われると、私も楽です。他のことは気にせず、疑問にだけ集中できます。私は考えていることの要点を次のように答えました。

「関係があるかないか、今は断定できません。しかし因果関係を強く疑ってみる必要があると思います。今のあなたの症状はみんな頸椎から分かれる末梢神経の支配域に現われていて、手の指も同じ領域です。頸椎の不自然な彎曲はまだありますから、疑って咬合調整をしてみましょう」

首、肩、腕のコリや痛みのほとんどは頸椎の彎曲が正されれば解消することを私は知っています。解消するものと大幅改善を加えると約九九％になります。全く反応しない例はありません。しかし指がくの字に曲がって伸びないという例の経験はまだ僅かです。頸椎の異常が、首、肩、上肢に苦しい症状を引き起こすことはわかっており、指がくの字に屈曲する症状との関係はほとんど不明です。しかし強く疑って考えてみてよいのです。それが私が引いた線です。整理して観察すれば、咬合と首、肩、腕の症状の関係は既に明らかで、そのことに大きなエネルギーを割く必要はありません。指の問題は咬合との関係が疑われますが、まだ明らかではありませんから、特にその問題を集中力をもって見つめ、考えればよいのです。咬合を調整すると、それぞれの症状にどのような変化が現われるか、行なった調整との関係で考察すればよいことになります。分けて考えることによって、ずっと効率的に集中することができるのです。

一時間近くかけて体の歪み、咬合、それぞれの症状との関係を観察しながらこの女性の咬合調整を行ないました。歯の位置の問題があって、なかなか思いどおりの咬合と下顎位に補正できないのが問題ですが、調整の結果、首がかなりよく回るようになり、首と肩が少し軽くなったという改善は認められました。問題の指の屈曲ですが、この女性の観察は正確です。調整前まではくの字に曲がっていたほか、人差し指が小指方向に向いていましたが、術後には小指方向への傾きは直った、と言います。それを写真で記録しながら治療進行中です。方向だけでも正されたという変化は、指のくの字の屈曲も咬合と関係している可能性は高い、そう考えています。わからないものは捨てないで、不明のまま抱え込む、考える、そうすれば多くのものが少しずつ明らかになってくる、それが経験が教えてくれるところなのです。

不明なこと、疑わしいことはたくさんあります。舌痛や歯痛にも、原因がはっきりせず、簡単には治らない例は多く見られます。ふらつき、めまいも、明らかに咬合と関係ある例は多いのですが、どこまで関係していて治せるのか、境界は不明です。三半規管や脳に原因があるふらつき、めまいもあると疑わなければなりません。咬合の異常を正したら胃潰瘍や十二指腸潰瘍が治ったのは因果関係が理解できますが、なぜポリープが治る例が多いのか、まだ不明です。胃や腸などの消化器官はリラックス時、つまり自律神経の副交感神経優位時によく働き、よく回復することができます。逆に緊張時、つまり交感神経優位時には働くことができないばかりか潰瘍も生じやすくなることがわかっています。咬合の異常があると、ほとんどのケースで自律神経は交感神経優位に傾き、それがずっと続きますから、胃潰瘍や十二指腸潰瘍がかなり高い頻度で現われ、咬合治療によって自律神経のバランスがとれることによって治るわけです。しかしポリープの出現や消失が潰瘍と同じ原因に依っているのか、まだ明確にはわかっていません。ただ、ポリープの原因の一つとしてストレスが挙げられていることを考えると、ストレスも交感神経優位状態ですから、原因は共通した部分が大きいと推測できます。咬合の異常を治療した結果、胃に何十個もあったポリープが全て消失した例を見るとき、その線を強く疑うことが妥当と考えられます。これら、多くの不明を、いつもじっと見つめてゆきたいと思います。

5、健康の原形をイメージする

患者さんのどこが、どんな原因で、どの程度悪いか、それを判断するためには健康の原形ともいうべきイメージが明確に頭に焼き付いている必要があります。基準となるものが無ければ、今向き合っている病気が、どのように、どの程度踏みはずしているか判断できません。何を基準としているかを考えると、これはほとんど魚屋さん、八百屋さんなど、他の生物を相手にしている人びとと面白いほど似ています。形と質感が主なもので、質感には充実感や色艶、香りなどが含まれます。魚も果物も野菜も、形がよく、充実感があり、色艶もにおいも良いものは美味しいもので、高く仕入れても高く売れるものです。形や質感が読めなければ魚屋になっても八百屋になっても成功できません。人間の健康や病気を見つめる私たち医療従事者も、作物を見つめる農家も、形と質感を見て読む力がなければ決して良い仕事はできないのです。若い歯科医師の指導に当たってきて感ずることは、見てわからない人には、健康な形態と質のイメージが頭の中に無いようです。幼少時からの体験によって、生命の健全な姿を知る機会が少なかったのでしょう。

サンマやミカンやキュウリを見て、これがうまそうかまずそうか誰でもわかるのに、なぜ人間を見てうまそうかまずそうか判断できないのでしょうか。そこが問題です。人間は病気というものを見る時、知らず知らずのうちに〝医学〟というブラインドで目隠しされてしまっているのではないでしょうか。医学という科学が一般人に理解できない特殊なもののように思い込み、先入観のない純白の気持ちで見ることの大切さを忘れてしまっているのではないでしょうか。

順調に、健やかに育ったものは、サンマでもミカンでもキュウリでも形が良く、色艶が美しく、手にずっしりと重く応えます。人間も全く同じです。データで見ようとするのは間接的な見方で、より直接的に生物の形や色艶を見て生命力、健康度を見ること、それが基本であることを忘れては何も見えないのです。検査はあくまでも、より正確に実態を見るための道具にすぎないと理解することが大切です。

6、望ましい食の想定

健やかに育ったものは形や質感が良く、見て美しく食べれば美味です。健やかに育ったということは環境や土、肥料、餌、食などの好条件に恵まれて生命力あふれて育ったということです。あらゆる生命は、置かれた環境によって支配され、育てられた結果を体現しています。だから人間を観察する場合、その人が暮らす環境ごとそっくり理解しなければ、本当に現状を正しく理解することはできないのです。

その人の形と質、置かれた環境をそっくり把握するのが全人的診断です。全人的診断に基づいて、患者さんの形と質の歪み、その結果をもたらした環境や暮らしの歪みをそっくり正そうとするのが全人医学の思想なのです。このように人間を捉えようとする時、決して見逃すことのできない重要な要素、それは食生活と言えます。食生活という要素を抜きにして人の生命の状態を判断しようというのは無意味な試みです。人間の形や質を形成する主要な要素は食生活にあり、加えて労働、運動などが大きな要素となっているからです。人間を評価しようとする時、その人の食生活を読み取る力が重要な能力の一つとなります。したがって私は、必要に応じて食生活の分析も行ないます。そして望ましい食生活からどのように乖離しているか否かを判断します。

望ましい食生活とはどのようなものかを頭に描いていないといけないわけですが、それを想定するために十分な研究が多くの人によって行なわれ、結果が出されています。それらを総合すれば、望ましい食生活のバランスを頭に描くことができます。

丸橋式健康食

歯周病の人は顔の色艶が悪い、という特徴に注目したのが、私が食生活の研究をはじめる一つのきっかけでした。如何にも生命力の弱った張りのない肌、生気のない表情、この状態のまま歯周病の治療をしても治るはずがないのではないか、その直観が走ったのです。どちらかと言えば屍体の肌に近い色や艶をしている歯周病の患者さんの顔は、病みたがっている体に見え、治りたい体には見えませんでした。死にたい体のまま口腔内の処置をしても治るはずがない、私はそう考えました。生命力に乏しい歯周病の患者さんの肌は、土の悪い畑の野菜の葉の特徴に似ています。私は長年家庭菜園を広くやっているので、土が良くなると色艶や形の良い元気な野菜が育つことをよく知っています。虫や病気にやられやすい野菜の特徴と、歯周病の人の様子は本当によく似ていたのです。野菜に元気がなければまず土や肥料について考えるのが普通ですが、人間についてはまず食生活を考え、調査しました。歯周病の患者さん二〇〇〇人以上の食事分析を行なうと、歯周病になりやすい食事パターンと言うべき傾向が明らかでした。その人の歯周病が現代食型か貧血型かその他の型かによって少し異なるものの、カルシウム、鉄などミネラル類の著しい不足、ビタミンCをはじめとするビタミン類の不足、食物繊維の不足、その反対に脂質、蛋白質、カロリー等の過剰などのアンバランスが顕著なのです。現代食型の場合は肉食が多いので脂質、蛋白質の過剰と同時にビタミンBも十分に摂取するパターンとなりますが、これは家畜が穀物を食べるため、肉にはビタミンB_1、B_2などが豊富なためです。肉食が少ない例ではビタミンA、Cとともに B類の摂取も不足となります。

ここで二八歳の若さで、著しく歯周病が進行した男性の例を示しましょう（拙著『新しい歯周病の治し方』農文協を参照）。東京で働いている多忙なビジネスマンですが上下顎の全ての

表① Aさん 28歳 男性の初診時の食事内容と体調

(1990.8.11) 学生生活からビジネスマンへと長期間にわたり，食事の混乱が続いている。小魚，海藻，大豆が不足で，野菜も緑黄色野菜が特に少なめ。肉，卵，油，砂糖が多すぎる

・主食………白米，菓子パン
・小魚………週に2回くらい
・海藻………週に3回くらい
・野菜………外食の野菜炒めやサラダで毎日
・肉…………毎日1～2回（野菜炒めで）
・魚…………週に1回くらい
・卵…………毎日1～2個
・牛乳………1日300～400cc
・嗜好品……コーヒーを毎日1～2杯
　　　　　　缶コーヒー毎日2本，ビール1ℓ
　　　　　　タバコ2年前まで40本

※大学時代の食生活混乱
（朝）食べない
（昼）学食，外食（油物），食べない時もある
（夜）外食，コーラや缶コーヒーを毎日2本
　　　夜食にインスタントラーメン

初診時の体調
・肩コリ
・下痢しやすい
・以前はよく風邪をひいた
・最近，視力が急に悪くなった（左右0.3）
・血圧95/70mmHg
・身長168cm，体重51kg

主要成分分析結果〈1990. 8. 11　初診時〉
円が厚生省の所要量

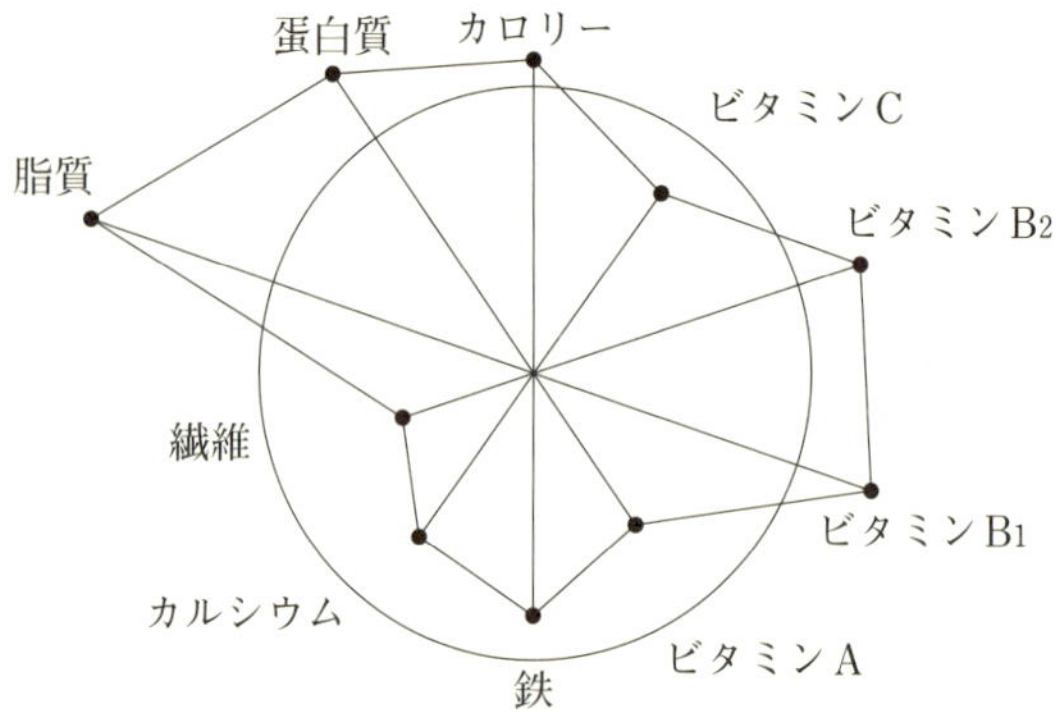

図①　Aさんの初診時の食事パターン

厚生省が求める28歳男性の栄養所要量を100とした円で示し，各栄養素の摂取量を記したグラフ。摂取量の過不足が一目瞭然で，歯周病になりやすい食事パターン

歯が動揺しています。レントゲン写真を見ると、歯根を支える歯槽骨は既に四分の三ほど溶けてしまっています。顔は艶のない暗褐色で、わかりやすく言えば屍《しかばね》色です。

この男性の食事問診と体調を要約すると表①となり、それを栄養分析し、円グラフにしたものが図①です。厚生省（現厚生労働省）が示す二八歳男性の栄養所要量（円）に比べてカロリー、脂質、蛋白質が過剰で、ビタミン、ミネラル、食物繊維が不足した、非常に不自然なバランスとなっていることがわかります。

このような摂取栄養素の著しい歪みがあればあらゆる動物も植物も細菌も病み、死に絶える方向に傾きます。決して強い生命力など発揮できません。この食生活と体質のまま治療を行なっても歯周病は治らない、それが私が得た確信でした。ちなみに、この男性は食生活の改善もきちんと行なってくれましたので、治療も大きな効果を発揮し、クラウディングの歯を一本抜歯

表② 歯周病になりにくい食事の例

ほとんど手作りで，加工食品はまったく食べていない

歯も歯肉も体も健康の見本のような37歳男性の食事問診結果（要点）。未精白穀物を主食とし，野菜，種実豆類を十二分に摂っている。肉は10年以上食べていない

初診時の食事内容（1987. 9. 7・37歳・男性）

- ・主食………玄米（あずきを入れたり），地粉うどん，天然酵母パン
- ・小魚………ほとんど食べない
- ・野菜………季節のものを何でも食べる（自分で作った無農薬，有機農法以外の野菜は食べない）
- ・肉…………10年来食べていない
- ・魚…………月に3～4回（鮭，鱈など）
- ・豆類………自家製の豆腐を食べる
- ・ゴマ………自分で作ったものをよく料理に使う
- ・果物………自分で採れる季節のもの
- ・調味料……無添加で良いものを選んでいる（砂糖は使わない）
- ・菓子類……全粒粉のクッキー（甘いものは食べない）

したただけで、治りました。体調も良くなり、安定した予後を得ています（詳しくは前掲拙著）。

反対に、歯周病にならない人は歯肉も顔も美しいピンク色で艶が良く、充実感があります。食事分析をすると、歯周病の人とは全く逆に、カロリー、脂質、蛋白質の摂取が控え目で、ビタミン類、ミネラル類、食物繊維が十二分に摂られていることがわかりました。同じく拙著より歯周病にならない人の実例を示します。三七歳の男性で、自然農法の実践者です。歯肉は美しい濃いピンク色で引き締まり、爪も顔も輝くばかりです。体調も良好です。

この男性の食生活を問診した要

主要成分分析結果（円が厚生省の栄養所要量）

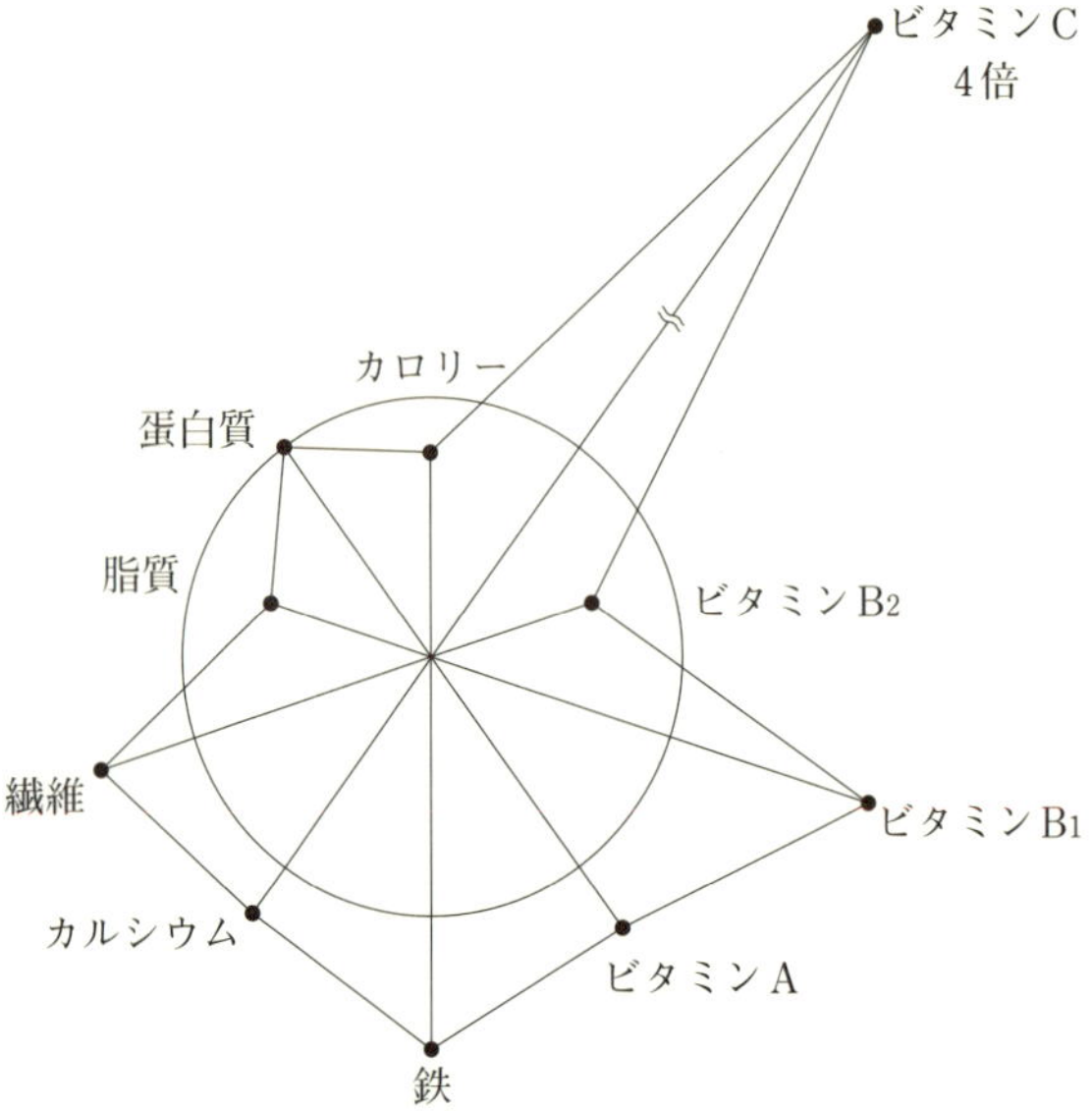

図②　歯周病になりにくい人に共通した食事パターン

栄養所要量を100として比較した，摂取栄養素の過不足。歯周病になりにくい食事パターンの見本のような例

脂質，カロリーが控えめで，ビタミン，ミネラル，繊維が十二分に摂られている

点が表②、栄養分析結果を円グラフにしたものが図②です。カロリー、脂質、蛋白質が控え目で、ビタミン類、ミネラル類、食物繊維が十二分に摂取されています。これを円グラフで示すと特徴がよくわかります。

食生活を改善して、病みたい体から生きたい体に転換し、そのうえで口腔内の技術的な歯周病治療を行なえばよいだろう、私はそう確信しました。その後、国内外の多くの調査も重ね、要するに健康な人びとの食生活をそのまま習えばよいのだと考えました。こうして私の勧める健康食の内容が固まってきたのです。

〔丸橋式健康食の要点〕

・主食を精白しない
穀物は表層の糠と胚芽の部分にビタミンBやEを豊富に含んでいる。脂肪や蛋白質もこの部分にあり、体内に摂り込まれた化学物質などの毒物を吸着、排出する食物繊維も糠の部分にあり、精白すればエネルギーのみとなる。したがって主食は一〜三分搗きまでとし、よく咬んで食べる。麦、アワ、ヒエなどの雑穀も食べる。

・緑黄色野菜を中心に、野菜をたくさん食べる
ビタミン、ミネラル、食物繊維が豊富であることはもちろん、体を酸化させ、老化させる活性酸素を中和するßカロチン、リコペン、フラボノイドほか抗酸化物質の宝庫。よく咬む食材でもある。健康長寿に不可欠。

・海藻類も毎日食べる
カルシウム、マグネシウム、鉄、亜鉛、その他多種類のミネラルを豊富に含む。ミネラル不足では生命は働けない。食物繊維やビタミンC、カロチンなどの抗酸化物質も豊富で、これもよく咬む食材。

・小魚を毎日食べる
カルシウムをはじめとするミネラルが豊富。頭も内臓も全体食できる。よく咬む食材でもある。
・大豆、種実豆類を毎日食べる
大豆をよく食べる地域は健康長寿地域である。良質な蛋白質、カリウム、食物繊維が摂れ、リノール酸は動脈硬化を防ぐ。また抗酸化物質イソフラボンは老化やガン予防にも効果が大きい。納豆、豆腐、味噌、厚揚げなどを毎日食べたい。その他の豆にも抗酸化物質は含まれる。ゴマには有名なセサミンやビタミンEなどの抗酸化物質が豊富。カルシウム、リン、鉄、ビタミンA、B_1、リノール酸など良いものがたくさん含まれ、毎日食べたい。そのほかナッツ類も常食したい。
・動物性食品は主に魚
頭から食べられる小さいイワシ、アジなどがベスト。EPA、DHAなどの不飽和脂肪酸が豊富な青魚、タウリンが豊富なタコ、イカもお勧め。よく咬む点でも小型魚、タコ、イカは優れている。長寿学の近藤正二先生の研究でも、切り身、刺身という食べ方より丸ごと小型魚を食べる地域が長寿であることは明らか。肉は豚肉を中心に魚の三分の一まで、乳製品はヨーグルトで毎日。肉には飽和脂肪酸が多く、動脈硬化を促進するので多食すれば短命に。
・薄味にする

塩も砂糖も可能な限り少ない方が健康長寿。食材そのものの美味しさに目覚めるのには薄味がよい。食塩は脳卒中、心臓病、ガンともに増加させるので減塩したい。砂糖は肥満、糖尿病、骨粗鬆症などを起こしやすく、神経系の働き、視力などを弱め、ムシバをつくるので減らしたい。

・農薬、食品添加物をできるだけ排除

化学物質は生体異物として働き、生体に入るとビタミンA、E、Cなどを破壊し、代謝を乱し、遺伝子を傷つけ、悪いことばかりする。

・食物繊維を十二分に摂り、よく咬む

栄養成分の摂取のみではなく、よく咬んで顎を発達させないと体調不良となる。食物繊維の豊富な物はよく咬み、顎を発達させるだけではなく、よく咬んだ食物繊維は生体異物を吸着し、体外に排出してくれる。中でも玄米の繊維が特に有効。化学物質の吸着率は、とうもろこし繊維五〇~六〇%、玄米繊維六四~七三%、精製した米の繊維では二八~四三%。未精白米を食べることは健康食の一番の基本。

食を学ぶ簡単で確実な近道

望ましい食とは何かをしっかり理解しておくことが大切ですが、大量の情報が溢れる中で何を学んだらよいのか、誰もが迷うに違いありません。ここで私が何から学んだかを振り返り、確実な近道と思われる材料を四つ提供しておきたいと思います。三つは傑出した研究をまとめた一般向けの本、もう一つは私が三〇年間続けてきた健康教室「良い歯の会」です。

・近藤正二先生著『日本の長寿村・短命村』（サンロード出版）

世界に誇れる日本の健康長寿研究のエッセンスをまとめた名著。三六年間、日本の九九〇町村を調査したデータから、どのような食生活が健康長寿を作り、不健康短命を作るか明らかにしている。緑黄色野菜、海藻、大豆、小魚をバランスよく食べる地域が健康長寿という結論は、私の臨床実感と全く同じ。魚を食べても野菜を食べない村は短命、肉の多食は短命、魚も小魚を食べる村より切り身、刺身を食べる村の方が短命など、非常にわかりやすい。東北大学医学部名誉教授だった。

・家森幸男先生著『ついに突きとめた究極の長寿食』（洋泉社）

これも世界に誇れる日本人の研究を一般向けにわかりやすくまとめたもの。京都大学医学部名誉教授で、ＷＨＯを舞台に世界各地の健康と食を調査した。大豆、ゴマ、野菜、魚、海藻などをよく食べる地域が長寿であることを明らかにしたことに加え、ヨーグルトの素晴らしさも明らかにした。近藤先生の次の世代なので、研究方法もずっと進み、分析的にも説得力が大きい。肉の多食地域が短命である結論も近藤先生と同じ。

・板倉弘重先生著『抗酸化食品が体を守る』（河出書房新社、ＫＡＷＡＤＥ夢新書）

東京大学医学部卒後、国立健康・栄養研究所で主に活性酸素と食の研究に従事。現在同研究所名誉所員。体を老化させ、万病の原因となる活性酸素の研究では第一人者で、どんな食品が抗酸化力を持つか、科学的に明らかにしている。優れた抗酸化作用を有するビタミンE、C、B_2、ßカロチンやポリフェノール、フラボノイド、カテキン、ショーガオール他がどんな食品に含まれているか、どのような作用を発揮するかなど、わかりやすく解説。近藤、家森先生の研究の意味が、より生化学的に理解できる。

・丸橋歯科「良い歯の会」

著者が主宰する健康教室で、三二周年を迎えた。延べ六万二〇〇〇人が参加。地域に根ざした食育コンクールで特別賞も受賞。毎月第二土曜日、午後一時半より一回も休まず開催。年に一回東京でも講演会を主としたイベントを開催している。豊富な臨床経験と国内外の調査に基づき、極めて実践的に健康的な食と生き方を考える場としている。毎回試食会もある。知識だけでなく、生き方、自分を見つめ直す目、考え方を深められる場となっている。誰でも参加できて無料。三二年を経た現在も毎月多くの人が参加している（要予約、電話　〇二七―三二三―九五二四）。

私が読んだ食や健康に関する本の数は厖大ですが、その中でも前記の三冊を読めば、要点は全てわかり、これで十分と思えるほどです。それに加えて、「良い歯の会」の現場で、自分の生命を見つめる目を再発見すれば、多くの人が実践する気持ちになるようです。私は常に、千の知識、万の知識も人を変えない、たった一つの発見が人を変えると実感し、言ってきました。食生活を変えるということは生き方を変えることであって、知識の力のみではなかなか変えられません。しかし自分の生命とはどんなものか、体と心はどのように生きたいと望んでいるのか、それを再発見した時、人は喜びをもって生き方を変えるのです。「良い歯の会」は自分の生命が持つ原初の願いを再発見することに力点をおいてきた教室で、だから三二年経った現在も、毎回多くの人が参加しています。活用していただきたいと思います。

7、望ましい文化を知る

食生活はその時代の文化の中に位置し、文化による強い支配を受けています。したがって文化が乱れれば食も乱れる運命にあります。日本人の食生活は、戦後の短期間に乱れ、目を覆いたくなるほどひどい状態になりました。最近の多くの日本人に認められる体と心の〝退行的〟異常は、戦後の激しい食の崩壊に原因があると直感した私は、これまで多くの研究や調査を重ねてきました。その結果から、人間の体と心は、食が崩壊する程度に崩壊する関係にあることを確かめてきました。

問題は戦後日本の食の崩壊は、もはや食とは言えないものになってしまっている、という点にあります。食とは言えない食生活からは必ず人間とは言えない生き物ができ上がってしまうのです。私の治療室の状況を見れば深刻な現実を認識せざるを得ないと思います。学校や仕事に適応できなくなった若者がたくさん来院していて、私たちの大きな負担になっています。家族との会話すらできず、部屋を暗くして閉じ籠っている人や、光や音に接すると精神的にも錯乱してしまう人など、人間とは思えない状態の患者さんが増加しているのです。私が歯科医になって間もない頃には、このような患者さんが歯科に来院することはありませんでした。

精神的にも破壊されたこのような患者さんには、顔形や体形に共通性があって、咬合を改善する咬合治療によって全治したり、大幅な改善を認めるケースが多いのですが、これ以上に異常が進行すれば当然、治療の力が及ばなくなるでしょう。異常の程度に差はあれ、数のうえで最近の日本人のかなり多数がこの傾向にあることを考えると、日本民族の将来を憂慮せざるを得ません。

この状態から日本人を再建するためには、崩壊した食を再建することが必要不可欠です。そのためには、日本の文化を再建するという極めて壮大で困難な仕事を成功させるしかない、と私は考えています。いったい誰が指導者となって、このような仕事を為し遂げることができるのでしょうか。

日本の文化の再建を考える場合には、なぜ戦後の日本の食、食文化、文化が激しく崩れたのか、それを把握しておかなければなりません。第二次世界大戦の敗戦による日本人の自信喪失と、そこに侵入してきたアメリカの影響が原因であることは誰でも指摘するところです。ジャンクフードの類のエサのような食べ物、お行儀の悪い食べ方など、全てアメリカそのものです。アメリカ文化の流れに呑み込まれる中で、日本人は独自の、さらに悪い食文化を開発してきました。化学合成された香料の開発では日本は世界ナンバーワンと言われます。そのほか色素、甘味料、乳化剤、酸化防止剤、保存料などを自在に使い、ニセ物食品を次々に開発し、氾濫させてきました。その結果、醬油ラーメンを食べても本物の醬油は用いられていない、というような事態も出現してしまいました。バナナやイチゴの色や香りをしているケーキも、本当のバナナもイチゴも全く用いられていない例が多いのです。

戦後の悪しき食の傾向を完全に返上しなければ、日本のまともな食を取り戻すことは不可能だと、私は思っています。悪しき食の象徴は、ハンバーガーとカップラーメンです。これらを完全に拒否するためには、私たちの頭や体に浸み込んでしまったアメリカ文化を否定しきらなければ不可能で、いわば精神面での完全な独立が必要なのだと考えています。日本の伝統文化の中にある優れた要素を再評価し、粗野なアメリカ文化を棄て、新しい日本の文化を再建する、このことが私たちの将来を左右する重大な民族的課題であると、毎日、人の体を診ていて感じています。

民族は、自分たちの食文化以上に素晴らしい何ものも築くことはできません。繊細で美しい色と形と味や香りを表現することを大切にしてきた日本の伝統的食文化は世界最高のものです。だから何事においても、世界最高の仕事を為し得たのです。アメリカが、あの食以上の何ものでもないこと、長く続き得る文化ではないことをよく理解しなければならないのです。世界一の長寿国が実現した重要な要素は、日本の食文化にあったことは明らかです。日本の食は、日本人の美意識、価値観、人生観、宇宙観などに支えられて、繊細で芸術的な美しさや味、香りを実現してきました。料理のみではなく、皿や茶碗などの容器、膳や箸、さらには花やお香にまで配慮がなされ、良い姿勢で、口を閉じてよく咬むことなどの礼儀に至るまで教育され、伝えられてきました。正しい姿勢で、口を閉じてよく咬み、残さずに食べることは、その一つ一つが、全て健康な体を作るために必要な合理的な知恵であったことがわかります。アメリカの文化や価値観の上に、日本の食は決して成り立ち得ないことは誰の目にも明らかです。日本の伝統的文化の中にあった配慮の力なくして、日本の食は成り立たないのです。日本の食を実現し、支えてきた望ましい日本の文化、それを常に念頭に描いて、私たちは今後を再建してゆかなければならないと強く思います。

8、歯、食、暮らし、心の治療計画を立てる

本章で述べてきたように、まず体の形態と質を読み、その背景にある食生活や暮らし方、家庭環境、社会環境なども併せて読みとります。体の状態はその人の食や暮らしを表現しているので、結局は生き方、つまり考え方を読むことが可能です。少なくとも食に対してどのような

姿勢をとっているのかはわかります。現状の社会に埋もれ、流されて生きているのか、批判的に自立しているのか、かなりはっきり見てとることができます。この考え方を読むということが極めて重要です。なぜなら考え方こそ、生活由来性疾患の真の原因に他ならないからです。人は考え方に基づいて生活していて、その生活の結果が体や心となっているのです。ですから全人的診断では、体の形や質、その背景にある食や暮らし、環境、考え方などの全てを総合的に統合して考え、判断しますが、それは全体的に捉えるという意味だけではなく、根本的に把えるということも意味しています。根本的原因を取り去ることなく、病気を治すことは無理だからです。

以上を十分に考慮し、作製する治療計画では、全人的歯科医療の四原則に沿って次のような具体的改善を狙います。

・体と心に歪みがあれば、歯の高さ、咬合面の角度などを再建して、正しい咬合を回復する。どのような不正な咬合が体のどの部位にどのような歪みを引き起し、不具合を発症するのか熟知しているので、体の歪みを正し、身心の機能を回復させることを計算づくで狙う。

・食生活に問題点があれば、指導を行なって改善を図る。治療時に食の大切さを理解させ、「良い歯の会」への出席を勧める。

・適切な運動と睡眠の必要性を理解させ、生活の中に定着するよう指導する。特に運動不足は筋肉量を減少させ、正しい姿勢を支える力を失わせ、体を歪みやすくする。筋肉量のある人の方が歪みにくく、直りやすい。

・精神を前向きに保つことが、体をも強化する事実を教える。そのためには自身の生命がどのように生きたがっているかの再発見が有効で、「良い歯の会」でそれが可能になるよう、力が入れられている。

全人的歯科医療は、病んだ人を単に健全に戻すことだけを治癒像として描いているわけではありません。その人が潜在的に持っている力をベストの状態に引き出し、より強く快適な状態に近づけることを描いているのです。まして歯だけがよく咬めて、長く使えればよいなどとだけ考えているのではないのです。そのためには、治療計画の中に、前記の四つの内容が取り込まれていなくてはならないのです。

9、見えてきた歯と体と心の不思議

本章で述べてきた観察と、それに基づく治療結果をまた観察し、本当に驚くような様々なことが見えてきました。少しばかりの臨床例で見たのではなく、すぐに数えられるような数ではありません。歯と体と心の関係する様々な不思議な現象は限りなく広がっているという実感です。

まず、昨今の出来事から書いてみます。私は毎日、多くの患者さんを診ているので、次から次にたくさんのことに出会います。まだ印象が新しい事実から記したいと思います。

東京から三〇代の男性が初診で来院しましたが、同年代の女性が紹介者で付き添ってきました。この年代の若い日本人は、咬合の歪みがある人がほとんどで、体調不良を抱えている人が過半数です。この男性の体調不良はよく見かける程度のもので特に重い例ではなく、仕事も普通に続けられています。しかし紹介者の女性が当院の治療を約二カ月前から受け、あまりにも良くなったので、それを見て自分も治療を受けたいと考えたようです。男性の主な症状は、肩と首のコリ、腰痛、右腕のコリと異和感、後頭部痛、視力低下です。この初診の男性を診ていて強く私の印象に残ったのは、付き添いの女性の方でした。私が男性と話をしている間を見て、嬉しい気持ちをおさえられないように私に訴えてくるのです。

まだ治療を始めて三回目なのに、あんなに苦しかったのが嘘のようによくなって本当に嬉しくて感謝している、と言います。体調が良くなっただけではなく、気持ちが晴れやかで明るくなり、良いことばかり考えられるようになった、こういう気持ちで生きられればきっと良い事があるような気がする、と言うのです。目には涙が浮んでいました。

彼女の体調は次のように改善したと言います。初診の時の症状の苦しさを一〇として比較した現在の状態を数字で現わしています。初診は約二カ月前で、二回目にスプリントを装着し、三回目にスプリントの調整を行なっただけです。

【主な症状の変化】（患者さんの申告のまま）

・耳鳴り　10→1
・頭痛　10→0
・首コリ　10→1
・肩コリ　10→1〜2
・口内炎　10→1
・左クリッキング　10→1
・時々右手が上がりにくい　10→0
・光がまぶしい　10→0
・右目の視野が広くなった
・神経質にならなくなった（小さいことが気にならなくなった）
・体の冷えがなくなった
・考え方が前向きで明るくなった（幸せな気持ちでいられる）
・重かった生理痛がなくなった

以上のような変化があり、彼女自身が信じられない、不思議に出会った感覚のようです。従来の医学では因果関係が解説できない事項がここにもたくさんあります。咬合と関係のある彼女の耳鳴りの原因を解説する研究結果はまだありません。したがって当然、治し方の理論や手法は確立されていません。明るい窓や電灯がまぶしくて目が向けられないという彼女の症状についても同様で、原因も治療方法も解明されていません。頭痛や首、肩のコリ、右手が上がりにくいという症状に関しても似たような状態です。病院に行って検査を受けたところで、原因がわからず、鎮痛剤などを投与されるだけです。現実に彼女も今まで多くの病院をまわり歩いてきました。口内炎についても、原因さえ明らかでありません。栄養やストレスに問題があるのではないかと言われたりしますが、栄養の改善では口内炎は解消されず、再発を繰り返します。ましてや咬合治療によって彼女の考え方が変化したなどと言っても、何科の医師でも疑問を抱くだけのはずです。咬み合わせを直して気持ちの持ち方が変わると言っても、因果関係も明らかにされてはいないのです。

長い間の観察と、それに基ずいた試行、その結果の検討を積み重ねてくると、それらの因果関係が少しずつ、見えてくるものだと、私は感じています。ある程度見えてくれば、当然、不調を治す方法も見えてきます。前述の女性の例も、いろいろな不快症状が偶然解消したわけではありません。ほとんどの例で、同様な治療成績をあげています。そのための治療方法が私の頭の中には相当程度確立していますから、彼女の歯を操作することによって、目標に沿って体と心が反応したのです。彼女の症状の中に目のトラブルがありました。光がまぶしくて目を向けられない、視界が狭いなどの問題です。このような症例を私はたくさん診てきました。その結果、どのような手を打てば治るか、かなり知っていて対策を講じているのです。もちろん全てがわかっているわけではありません。常に手探りの部分を抱えながら、だんだん見える部分を広げてきているのです。

目と歯のつながり

ここに示した女性の患者さんも狭かった右目の視界が広くなり、明るい窓もまぶしくて目を向けられなかったのが正常になりました。上下の歯の接触関係、つまり咬合に手を加えれば目が変わるのは動かせない事実です。歯をどのようにいじれば、目がどのように変わるか、私は熟知しています。左右の目の位置、左右の目の大きさ、これらもかなり自在に変えることができます。視力も大幅に変化し、視野の広さ、明るさも、自在にとはいえませんが変化します。涙目、乾き目も治ります。若年者に起きる網膜剥離も、異常な咬合が原因になっているものが多いと考えています。バセドウ病と診断されていた突出した眼球が、咬合治療を行なった結果、ほとんど治ってしまった例もいくつか経験しています。

目については強く印象に残っている例があり、忘れられません。会社経営者の中年の女性の左目が小さく、涙目で視力も弱くなっていました。笑顔も見せず、他者を信用せず、不遜な雰囲気で、私の言うことにも耳を傾けません。コミュニケーションがうまくとれない患者さんの治療は大変なので、あまり深く関わりたくないタイプです。左の奥歯が欠損していて、特に左の咬み合わせ（咬合高径）が低くなり、右で咬んでいるので、左目の機能低下が起きるのが当然の症例です。左の奥歯が欠損した所にインプラントを植立し、左右の奥歯の咬合バランスを整えれば涙目も治る可能性が高いことを説明しましたが、全く信用していない様子でした。もちろん首や肩のコリもありました。

この女性は大学病院の眼科にかかっていて、その先生の意見も聞いてきたとのことでした。

「歯で目が治ったらノーベル賞をあげるよ」

と言われた、という報告で、私は馬鹿にされました。しかし歯が無ければ咬めないで不便だし、肩コリは治りそうだと信用していたようです。バイト・トライを行なって、首や肩が軽くなったのを体験していたからです。しかし素直ではありません。左にインプラントを行なって、左右で同時にバランスをとらないと、十分な効果は期待できないと説明したのですが、彼女の自己診断は、左だけ入れてもらえればよい、というものでした。

テコの原理を利用し、左をやや高目に、そして左で咬みやすく補綴物を調整し、セットしました。下顎の奥の部分が左方向へ移動し、重心が正中に近づくよう配慮した作戦です。

結局、首と肩のコリだけでなく、涙目も治りました。しかし彼女は、涙目が治ったと、一回も言いませんでした。私にノーベル賞を与えるのは困ったのかも知れません。私の目は節穴ではありませんから、彼女の涙目が治ったくらいのことはすぐにわかります。それまでは五分に一回くらい、ハンカチで左目を拭いていたのが、全くなくなったのです。彼女が触れたがらない様子なので、私も目のことには触れず、知らぬふりをしていました。

しかし結局、素直な感覚を持たないというのは損なことです。もともと不良な治療が施されていた彼女の右の歯が、二年後にダメになってしまい、今度は右だけを治しました。不十分な位置で作った左の咬み合わせに合わせて、右も作らなければならないのです。

私は、知は妙薬、無知は毒薬と常に言ってきました。そして、知も無知も、最終責任は本人にあると考えています。健康も寿命も本人次第で大きく左右されるのが現実です。

この症例は一〇年以上前の経験ですが、それからも、歯と目の関係にはずっと注意を払って観察し続けています。

目には歯を

光をまぶしく感ずる目の異常反応も、重症化すると人生を台無しにするほど大変なことにもなります。初診時四〇歳のある女性の例を示しましょう。

蛍光灯の光でも、一瞬見るだけで頭が壊れるほどのパニックを起こす状態で、部屋を真暗にして閉じ籠っているということでした。それに加えて、音にも過敏になっていて、ヒソヒソ話の声でも頭がこわれそうに響くと言います。その女性は完全な目隠しをし、耳栓で耳を塞ぎ、ご主人に手を引かれて来院しました。既に多くの病院、大学病院などを受診してきていて、検査しても全く原因がわからないということでした。

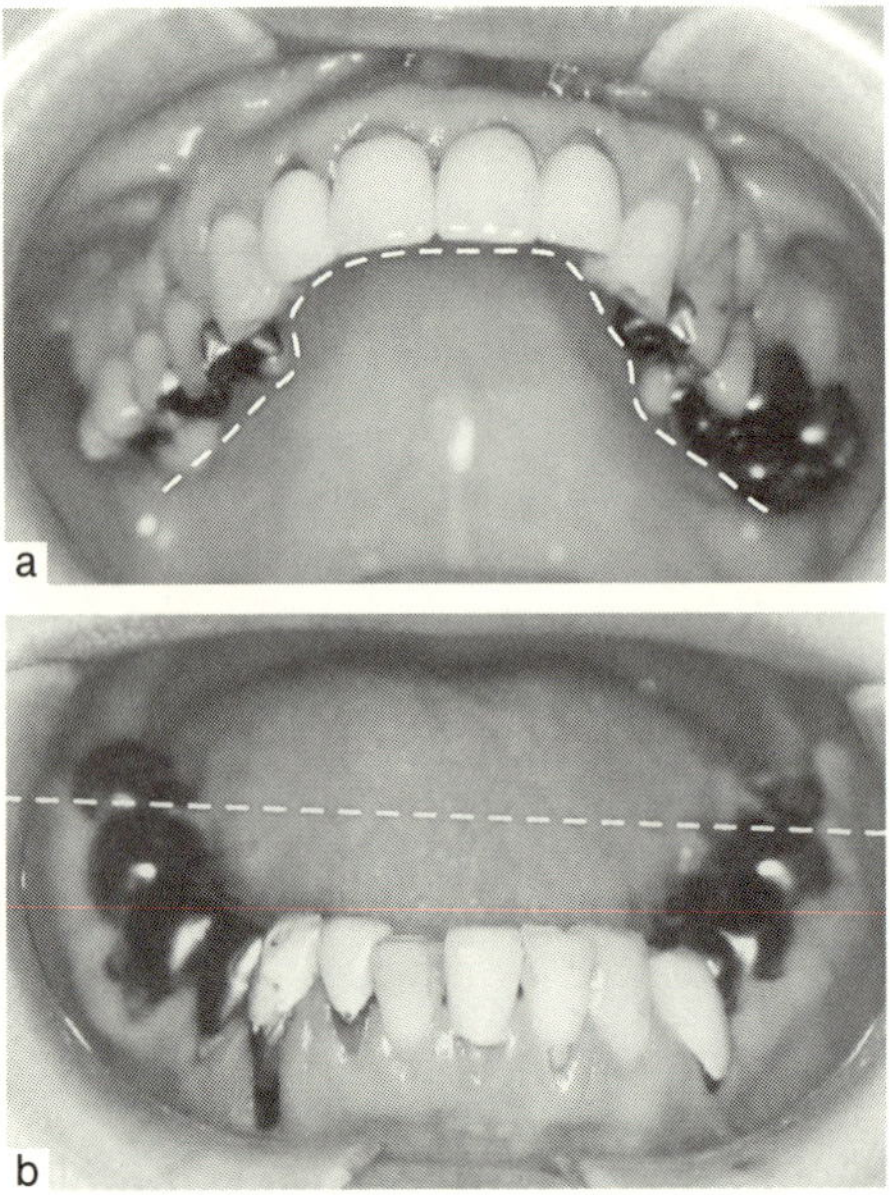

写真③　aを見れば，G形歯列弓であることがわかる

咬合平面はbの点線のように傾いている。光や音にパニックを起こし，身心ともに人間崩壊状態

光と音に対する反応が異常になるということは大変なことで、コミュニケーションの手段を失うということです。家族とのコミュニケーションも、小声でもダメなので筆談によって行ないますが、それも薄暗い部屋で、大きな文字を書いて行なうしかないのです。仕事などは論外で、日常生活も不自由な状態です。

原因は詳しくは解明できませんが、たぶん体が歪んだことによって感覚器に分布する神経系が異常な状態になったのだと考えています。

この女性は一九六六年生まれで、すでに日本の食生活が著しく軟化、加工食品化した経済繁栄期に育ちました。歯列にもその証拠は現われています。写真③のａが上顎歯列弓ですが、小臼歯部がくびれ、狭窄したG形（ギター形）歯列となっています。大臼歯が舌側に傾斜し、萌出不十分で背丈が低いのも特徴です。第一章38ページで示したように、これがもっとも退化が進んだ、重い症状の現われるパターンなのです。咬合平面も写真③のbのように、傾いています。もともと人間の歯列弓は幅の広いU字形をしていたのです。しかし軟食化に伴い、U↓P↓V↓G形と退化してきましたが、G形がもっとも退化の進行した最悪のパターンで、ほとんど全員に重い、苦しい症状が発症します。このような基本的問題に加え、この女性は、発症の直前にほぼ全ての歯の補綴治療をやり直しています。臼歯部のほぼ全てに金属製のインレーやクラウンがセットされています。この少し後から症状が現われはじめ、どんどん悪化したようです。最近の日本人の歯列は、大多数が退化形ですから、歯の治療は安易には行なえません。歯科医にとってもリスクは大きく、とても恐いのです。

光に対して目が異常反応をするようになって以後、音に対しても異常反応が起き、それから胃や心臓などが次々に悪くなり、入院を繰り返しました。ひどい咳が出たり、胃が痛くて食べ物も受け付けなくなりました。ポリープが胃と腸に出来ました。すぐに風邪を引き、抵抗力も落ちました。

咬合が狂えば、明るいものがまぶしくて見られなくなる例は多く経験していたので、患者さんと相談のうえスプリント（プラスチック製のマウスピースのようなもの）を作り、装着して、下顎の位置を三次元的正中に誘導してみようということになりました。スプリントを調整して、下顎の位置を修正する治療は、筋肉などの馴染みを待ちながら四週間に一回ほど行ないます。極めて重症だったこの女性は、回復にも時間がかかりましたが、確実に症状は解消に向かっています。治療開始後一年経過時には、室内ではサングラスもしないで済むようになり、家族と会話もできるようになり、台所仕事もできるようになりました。

私の所に通院するのも、サングラス、耳栓なしで、一人で来られます。ウォーキングを行ない、室内でも体操を行ない、体を鍛えることもできるようになりました。光を異常にまぶしく感じてパニックを起こすという目の異常は、歯によって改善しているのです。目には歯を、という大切なポイントを忘れてはいけません。

さて、この女性は、目の回復と同時に耳も胃も心臓もよくなり、ひどい咳も止まりました。さらに注目すべき点が見えてきたのは、免疫力が大幅に向上したのです。

免疫力の要《かなめ》は歯と自律神経にあり

咬合を直してから風邪を引かなくなったと患者さんがよく言います。この光が異常にまぶしい患者さんもそうでした。その理由は何なのか、前から関心は持っていましたが、とりあえず免疫力を調べてみることにしました。免疫力は白血球の中の顆粒球、リンパ球、単球（モノサイト）の比率を計測して調べます。白血球数、リンパ球の絶対数も参考にします。

免疫力とは何か、まず簡単に整理しておきましょう。生物は病気から身を守るために、大変巧妙な抵抗システムを持っていますが、ウィルスや細菌などを無力化したり殺したりする能力の種類は、大きく二つに分かれます。一つは食菌で、もう一つが免疫、つまり相手を中和するように無毒化する方法です。抵抗システムは白血球によって担われ、白血球の中の抵抗要素は、顆粒球、リンパ球、単球によって構成されています。構成割合は、顆粒球六〇%、リンパ球三五%、単球五%が正常（基準値）とされています。この三要素は、それぞれ別の役割と抵抗方法を有しています。

・顆粒球：体に侵入してきた細菌や死んだ細胞を食べる（食菌）ことによって処理する。

・リンパ球：細菌より小さいウィルスなどを無力化する。侵入してきたウィルスなどをリンパ球が非自己として認識し、非自己を抗原として抗体を生産する。この抗体が抗原とくっつき、抗原抗体反応によって抗原を無力化する。抗原抗体反応によって病原体を無力化する能力を免疫力と呼び、食菌の働きは免疫とは呼ばない。

・単球（マクロファージ）：体に侵入してきた、細菌より大きな異物を食べる。

さて、狂った咬み合わせを直す前と後に血液検査を行ない、免疫力の変化を調べると、大変重要な事実が明らかになってきました。低下していた免疫力が向上し、正常化することがわかったのです（表③）。

表③　咬合治療の前と後のリンパ球等の変化

咬合治療によって免疫力が向上した

	2005. 3. 15 全人歯科受診前	2005. 12. 1 スプリント装着 3カ月後	2006. 11. 6 スプリント装着 1年2カ月後	基準値
白血球数	4650	4310	4310	3500～ 9700/μℓ
顆粒球	65.4%	61.9%	59.4%	約60%が 望ましい
リンパ球	27.7%	32.3%	34.3%	約35%が 望ましい
Mon（単球）	6.9%	5.8%	6.3%	約5%が 望ましい
リンパ球の 絶対数	1288/μℓ	1392/μℓ	1478/μℓ	1500/μℓ以上 が望ましい

・自律神経が免疫細胞を支配する
・咬合が異常になると交感神経優位となり，リンパ球が減少，胃が悪い，不眠などが起きる

基準値では顆粒球は約六〇%が望ましいとされますが、初診時は六五・四%と多目でしたが、咬合治療後五九・四%となり、理想的です。免疫力を示すリンパ球は、初診時二七・七%とかなり不足でした。基準値は三五%ですから、免疫力は大きく低下していたことがわかります。それが咬合治療後に三四・三%と、全くの理想値になりました。リンパ球の絶対数も基準値が一五〇〇／マイクロリットル以上であるところ、一二八八しかありませんでしたが、治療後、一四七八と正常化しました。

これは私にとって、予想以上の

大きな意味のある発見でした。異常な咬合を正すと、低下していた免疫力が正常となるのです。生命を防御するシステムである免疫力が低下するということは、生命を無防備化することで、病気に罹りやすく、寿命を縮めます。これを咬合治療によって正常化できるということの意味は絶大です。多くの人は、免疫力を向上させるために、食生活を改善したり、サプリメントを用いたり、呼吸法やヨガなど、様々な努力を払っているのが現実です。それが、咬合治療によって、確実に向上することが明らかになったのです。

これは同時に、もう一つの大きな発見でもありました。白血球中の顆粒球、リンパ球、単球など、生命防衛細胞隊の割合をコントロールしているのは、自律神経であることがわかっていますが、咬合状態が自律神経（交感神経と副交感神経）のバランスを左右していることが明らかになったのです。これがわかったことによって、私の生命を見つめる視界は本当に大きく広がったのです。自律神経は私たちの意識とは関係なく働いている生命維持装置の要に他なりません。内臓もホルモンも免疫力も、自律神経によって支配されています。

歯の異常が自律神経を乱し、歯を正せば自律神経のバランスが整う。生命維持システムの要に、歯が関与している姿が見えてきたわけです。咬合が狂うことが原因で身も心も置き場のないような苦しみに悩む患者さんたちの姿、その姿の中身が透視するように見えるようになったのです。

自律神経の調和を狙って歯を調整

身心の調子がいつも悪くて悩んでいるけれど、原因がはっきりしない。そのような人は多くの場合、自律神経失調症という病名を付けられていると思います。はっきりした原因がわからない場合、よくこの病名が付けられますが、原因を正しく把えていない治療は効果が上りません。ほとんどの場合、精神安定剤などが与えられるだけで、それは対症療法です。

確かに交感神経と副交感神経のバランスが崩れた自律神経失調状態となれば、身心の全体に、えも言われぬ不快症状が現われますが、大切なことは何が原因で自律神経の不調和が起きているか、それを把握することです。何事も、原因のない結果はあり得ず、原因がわからない不調を解決することは不可能なのです。真の原因を解消しなければ、不調も病気も治りません。

最初に、自律神経とはどんな役割をしている神経なのか、簡単に理解しておきましょう。

私たちが自分の意志によって手や足、首などの体を動かす時に収縮し、力を生んでいる筋肉を髄意筋と呼び、髄意筋に指令を送り、コントロールしているのが髄意神経です。しかし、私たちの意志と関係なく、私たちが寝ている時にも休むことなく、一生働き続けている筋肉があり、これを不随意筋と呼びます。心臓、腎臓、肺、胃や腸その他全ての内臓は、私たちの意識が他に向いている時も、眠っている時も、休まずに運動を続け、消化吸収、血圧、呼吸、ホルモン分泌、体温維持、免疫力の維持、老廃物の濾過排出などの多くの作業を続けています。生命を維持するために、心臓や胃腸や血管壁などを動かしているこれらの不随意筋をコントロールしている神経、それが不髄意神経で、私たちの意志からは独立して自律的に働くので自律神経と呼ばれているのです。

たとえば、私たちが食事をすると、消化器の中では多種類の消化酵素などが分泌され、胃腸の消化運動も活発に行なわれます。そして摂り込まれた脂肪、蛋白質、炭水化物、水、ミネラル、ビタミンなどはそれぞれ合理的に分解され、エネルギーとなったり、体の構成成分となって組み込まれたりします。この過程が代謝ですが、休みなく続けているこれらの絶妙な働きは、私たちが考え、意志的に指令して持続しているわけではありません。それは自律神経系が責任を持って管理しているのです。生命を恒常的に維持している自律神経が乱れるということがあれば、それは大変なことです。生命活動が乱れることなのです。自律神経失調症だなどと軽く考え、精神安定剤などを飲んで安心しているのは、それこそ気休めと言うものです。自律神経が破綻すれば生命は停止するのですから。

自律神経失調症の症状としては、頭痛、めまい、疲労感、不眠、ふるえ、四肢冷感、発汗異常、動悸、息切れ、胸部圧迫感、脚痛、食欲不振、便秘、下痢などが挙げられ、これを見るとまるで私の言う顎偏位症（咬合病）の症状そのものです。自律神経失調症とは器質的病変がないものを指しますから、原因はもっぱら心因の有無を調べる、という曖昧なものとなっています。そしてカウンセリングや投薬が治療法とされているのです。

咬合が狂い、顎偏位が起き、姿勢が歪んで不調を訴えて来院する患者さんの症状のほとんど全てが、自律神経失調症様のものです。これらの病気を解決するために、大多数の症例にとって、カウンセリングも投薬も根本的な役には立たないと、私は考えています。なぜ自律神経失調が起きているか、その原因を見つめようとしていないから、根本解決の手が打てないのです。本当に精神的ストレスなどが原因の、少数の心因性の症例にはカウンセリングや投薬が有効でしょうが、大多数の患者さんは、咬合異常が原因となっています。咬合が狂い、下顎が偏位する（ズレる）ということは拷問を受けるほど苦しく、その咬合性ストレスが原因で自律神経が不調和になっていると、私は見ています。一言のカウンセリングをしなくても、薬は与えなくても、黙って歯をいじれば解決する、というのが私の経験であり、自信です。

自律神経が生命維持活動の全てをコントロールしているシステムと、そのシステムを入れている構造のイメージを頭に置いて、私は歯を調整し、下顎の位置を三次元的正中に誘導し、体の重心の偏位を改善しています。多くの場合、下顎が偏位すると、自律神経は交感神経優位の方向に傾くようです。その結果、リンパ球の減少が起きると考えています。交感神経が優位になると、顆粒球の割合が増加し、リンパ球が減少することがわかっています。逆に、副交感神経が優位になると、リンパ球が増加することもわかっています。

内臓の働き、ホルモンや免疫細胞、酵素などの分泌や活性化状態、その総体としての生命の内燃機関である代謝の燃焼状態、その結果の体調、それら全ての構造、働き、それを頭に描いて、生命を見つめ、歯を治療することが必要なのです。

体の痛み、コリなどが出る仕組みは簡単

首や肩、背中のコリや痛み、腕や手のしびれや痛み、腰痛と脚の痛み、しびれなどが出る因果関係と仕組みを読み解くのは簡単です。少し注意深く観察すれば誰の目にも見えてきます。咬み合わせのズレ→下顎位の三次元的偏位→頭部重心の偏位→体を曲げて重心調節（脊柱側弯）というプロセスを経て、強制的な姿勢（体形）の歪みが出来上がってしまいます。この時、骨格、筋肉、神経、血管がどのように歪み、引っ張りや圧迫という不自然な力が加わるのか、観察し、考えればよいのです。まず一番わかりやすい、姿勢の歪みと筋肉に加わる力の関係を観察してみましょう。

もっとも多く見られる症状は首コリ、肩コリですから、これに注目してみましょう。筋肉に持続的な力が加われば、疲労してコリが生じますが、引っ張り力が加わる部位に特に強いコリが生じ、これが続いたり強くなったりすると痛みになります。

下顎が偏位すると、最初に首と肩のコリが現われます。具体的に観察すると、たとえば下顎が右（向かって左）に偏位すると、頭部の重心が右に傾くので体は右に傾きます。右肩が下がり、胸椎部分が右にカーブします。このまま何の対処もしなければ体は右に倒れますが、二足直立の人間は倒れないように重心を調節するための対処をします。頭を左に寄せたり傾けたり

するのです。そして右足に力を入れて突っ張ります。頭が左に傾いた時、周囲の筋肉には次のようなことが起きます。

人間の頭部は約五キログラムもあって、これが細い首の上に乗っていますが、落ちたりやたらと傾いたりしないように支えられる仕組みがうまく出来ています。

重い頭が正しい位置に支えられて保たれ、また自由に動かせるように、頭部と肩、背中はいくつもの筋肉で繋がれています。僧帽筋、胸鎖乳突筋、半棘筋、肩甲舌骨筋、肩甲挙筋、三角筋、その他多くの筋肉で複雑に結ばれていて、それらが絶妙な調和で働き、首を動かせ、頭部の位置をコントロールしているのです。何十本ものロープで上手に引っ張り合って、高い棒倒しの柱を立たせている姿をイメージしてください。

さて下顎が右に偏位すると頭は左に傾くので、重心調節に丁度よい位置で止め、どんどん倒れていかないように、頭部と首や肩、背中を結ぶ右側の筋肉に引っ張り力が加わります。棒倒しの棒が傾くと、反対方向に力いっぱい引っ張り返そうとする、あの力を考えてください。この力がずっと加わり続けるのです。咬合異常によって起きる下顎の偏位は休むことなく、ずっと続きますから、頭の傾きをそこで引き止めようとする筋肉も休むことはできません。これによって、右側の首や肩の筋肉が硬直し、コリが生じるわけです。指先で押してみると筋肉が硬くなっているのがすぐにわかります。頭が倒れる方向の筋肉にも圧迫が加わるので疲労し、コリは生じますが、引っ張られる側の筋肉の方が強くコリます。右側の首、肩、背中にコリが目立つのはこの結果です。

体の歪みは首と肩だけにとどまりません。一つの傾きを補正するため、連鎖的に次々と脊柱が彎曲し、S字型の側彎を形成します。この結果、体の各部分で不自然な負担を常時受ける筋肉があり、ここにコリが生じるわけです。体の形態をよく観察すると、歪みとコリや痛みなどが生じる部位に法則性があることが見えてくるはずです。

脊椎のズレが中枢、末梢神経を圧迫

首を少し回すと刺されるように痛い、呼吸もできないほど腰が痛い、脚が痛かったりしびれ、冷えがある、などの症状は前述の、筋肉の疲労によるコリなどとは全く性格が異なり、原因も異なります。脊柱の歪みによるところは同じですが、この種の鋭く強い痛みを発する部位には、必ず椎骨のヘルニアなどのズレや強い屈曲が認められます。椎骨のズレによって、椎孔の中を走る中枢神経が圧迫を受けたり、椎骨と椎骨の間から分岐する末梢神経が挟まれたりして、激しい痛みが出るのです。

末梢神経が中枢神経から分岐する根元に圧迫などが起きると、その末梢神経の支配領域全てに不具合が生じます。坐骨神経痛はまさにこの代表例で、腰椎から分岐し、下肢に分布する坐骨神経の支配領域全体に、痛み、しびれ、冷えなどが生じるのです。このような全身に起きる不調が、上下の歯の衝突から起きていた、この不思議が次々に見えてきたのです。

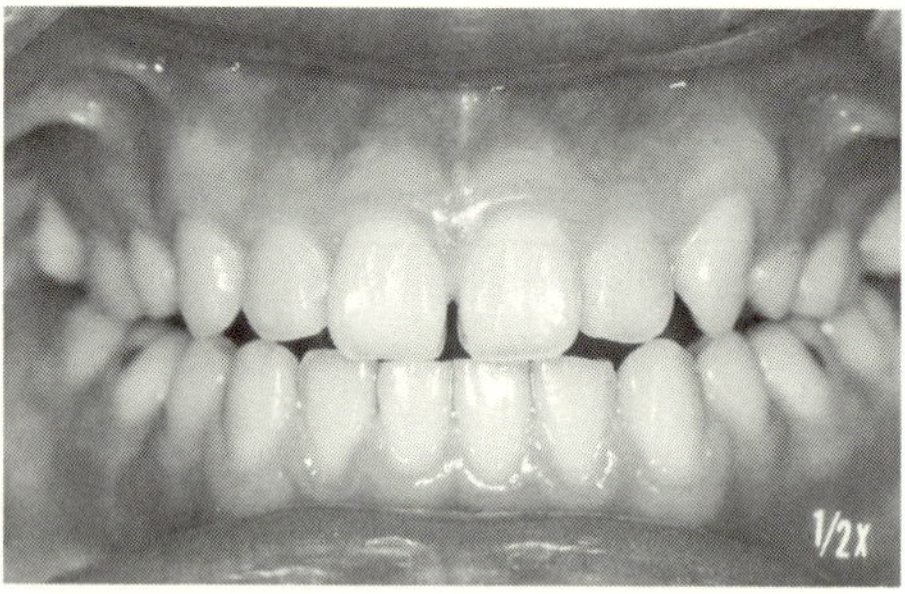

写真④　言動に問題があり，社会に適応できない男性（20歳）の咬み合わせ

上下の前歯は先端で当たり，通常の被蓋がない。つま先立ったようで不安定。犬歯・小臼歯部には隙間がある。言いがかりをつけたり，暴れたりする

咬合性ストレスが脳を破壊

歯と精神の深い関係も見えてきました。ウツ病が増加していることが大きな社会問題にされ、精神的に不安定な若者が増加していることも注目されています。第一章で述べたように、咬合性ストレスは非常に強く、持続的なので、それによって脳に欠損が生じることもほぼ突き止めました。そうすると統合失調症やウツと全く同様な精神症状を呈してしまいます。

そこまで重症ではなくとも、程度の差はあれ意志や意欲の安定性を失い、思考の統一性を失った若年者の来院が非常に多く、私は憂慮しています。たとえば写真④のように、上下の歯が先端同士で当たり、犬歯、小臼歯部に隙間がある咬合の若年者が増加していますが、この形の咬合は私が若い頃はほとんど見かけませんでした。硬い物を咬まないで育った年代に目立つ、新日本人の特徴の一つですが、非常に困った精神的共通性が見られるのです。見かけは面長で、肌に艶がなく、猫背で、見るからに精気がありません。最近流行している草食系男子というのは、このようなタイプを指すのでしょうか。

精神的に見られる共通性は、意志、意欲が不明瞭で、何を考え、訴えようとしているのか、曖昧です。自分の考えを決める決断力がほとんど失われ、無気力です。そのくせ、細かい事に拘わり、客観性の乏しい理屈を言ったり、とても受け入れられない無意味な希望を主張したりします。社会に適応が難しいので、無職の人がほとんどというのも共通しています。写真のような咬合の人の多くがこのような精神的傾向を持っていて、人格崩壊状態なのです。これも精査すれば脳に何らかの実質的異変が発見されるのではないかと、私は考えています。

このように、歯と体と心の不思議なほどの深い関係が、かなり見えてきました。これらを頭に置いて、健全な歯を育てなければなりません。もちろん、ムシバ一本を填めたり被せたりする時も、それが体と心を乱すこともあり、再建することもあることを十分に承知し、全人的ビジョンを持って治療を行なわなければならないのです。

第三章　いのちを再建する

人間は体も心も簡単に壊れるものだ、というのが、多くの患者さんを診てきた私の実感です。一般の人が考えているよりはるかにあっけなく壊れてしまう例を、たくさん見てきたのです。本当に気が遠くなるほどたくさん、見てきたし、今も毎日治療に当たっているのです。どれほど簡単に壊れてしまうか、それを知ると治療に当たるのも恐くなるほどで、だからいつも、力の限りの集中力を持って治療を行なっているのです。

私自身もゾッとするような経験を何度かしています。もう二〇年以上前のこと、青白い顔で異常に神経質な中年の女性を治療した時の出来事は、今でも忘れることができません。

左下小臼歯部の咬合面に及ぶインレー（金属の詰め物）を入れた時のことです。高さを調整し、これで良いと判断して、セメントでセットしたのですが、帰ろうとして一度は立ち上がった女性が高くて気になるというのです。弱々しい女性で極めて神経質な人なので、特に注意して調整を行なったし、咬み合わせが低くなることの危険性は知っているので、これで馴れると思うから使ってみてくださいと言って終わりにしようとしました。しかし治療椅子から一度立ち上がった女性は、やはり気になるから削ってもらいたいと言うのです。仕方なく、シリコンゴムの研磨用具で、ほんの少しだけ調整しました。研磨用シリコンで調整しても五ミクロンは減りません。それで再び立ち上がろうとした女性は、

「立てない」

と言うのです。足腰から力が抜け、立ち上がれないと、悲痛な顔で訴えました。咬み合わせを

調整することの恐ろしさに寒気を覚えました。

仕方なくインレーは作り直しました。ほんの何ミクロン低くても激しい症状が出る人が少数存在することは事実で、低いインレーは高く作り直すしかないのです。

もっと複雑な症状が出現した例も経験しました。肩や首、腰や腕などに痛みがあり、もともと入っていた左右の奥歯をプラスチック製の仮歯にして、何回も調整を続けていました。これも中年の女性です。一カ月に一度、約一年間調整を行ない、やっと全ての症状が解消したので、最終補綴物を入れることにしました。仮歯で調整が終了した顎位（上下の顎の位置関係）を正しく再現する方法で、最終的な補綴物を作り、さらにセット前に口腔内で微調整を行ないます。仮歯で確定した咬合関係を精密に再現して最終補綴物を製作しても、そこには何ミクロンかの誤差が生じるため、口腔内での微調整は不可欠なのです。

プラスチック製の仮歯に比べ、最終補綴物は金属やセラミックでずっと硬いこともあってか、僅かな誤差にこの女性は考えられないほど過敏な反応を示しました。補綴物を入れた後、不調を訴えてその女性が来院したのです。体のコリや痛みが再発しただけでなく、舌痛があり、不眠も出現したというのです。明らかに人相が変わっていました。険しい表情で、以前に比べて顔の湿疹が増えています。精神的にも平静を失い、一方的に要望だけを強く主張しました。

精密に製作された補綴物なので、このような場合も微調整を行なえばよく、決して大幅な調整を行なってはいけないのですが、平常心を失った患者さんは舌が痛いのだから左下の金属冠を削って舌に当たらないように小さくするよう要求し、私の説明は全く受け入れません。舌痛のほとんどは咬合との関係で出るものなので、特にこのケースでは舌に補綴物が当たるのが原因になっているとは考えられないと説明しても、全く聞く耳を持ちません。精神的に異常な状態となってているのでしょう、コミュニケーションがとれなくなってしまっているのです。

「削っても治らない」と説明したうえで、仕方なく補綴物を削りましたが、結果は症状が悪化するだけでした。

何回か彼女の主張を容れて調整し、結局再び仮歯に戻して、再度はじめから調整をやり直すことになりました。削って小さくなってしまった左下の金属冠も、元の大きさの仮歯に復元し、何回か調整して、やっと舌痛や他の症状も消失しました。顔の湿疹も消え、精神的にも落ち着きを取り戻すことができました。

人間とはかくも簡単に壊れるものだ、という思いを強くします。そして、人間を簡単に壊す一つの重要な要素に歯があることは間違いありません。それはまた、歯を正すことによって簡単に人間を再建することができるという事実も物語っています。本当に、歯をいじることによって、人間を壊すことも再建することもかなり自在にできるのです。それを熟知したうえで、全人歯科治療は行なわれるのです。

1、まず形態的歪みを正す

診断にあたって、まず把えるのは体の形態的歪みです。そして歪んだ形態を左右では対称的に、前後では直立に近い自然な、生理的彎曲に近づけるように立て直しを図ります。生き物の形態と機能は直結しているという観察結果による作戦です。形態に支えられて機能があると言ってよいほど、正常な機能は正常な形態の上に乗っているのです。形態が歪めば、骨格、筋肉、神経、血管なども歪み、働きはギクシャクし、動きにくさ、コリ、痛み、しびれなどが出現し、血管の歪みは全身への血液供給を阻害し、神経の歪みはホルモンや免疫のバランスをも崩すことは前述したとおりです。内臓も歪んだ身体の影響を強く受けます。肺や胃腸、心臓などは体の形態的歪みによって本来の活動空間が圧縮され、自然な動きが制約されます。それだけではありません。血液供給や自律神経の影響を受けて、各内臓の内部での働きが細部に至るまで抑圧され、機能が低下してしまうのです。このようにして、医者に行っても薬を飲んでも治らない、原因不明と言われる不具合に悩まされることになるわけです。

形態の歪みの結果もたらされた不具合は、形態を正せばすぐに目が覚めるような活気を取り戻します。血液供給は十分に行きわたり、自律神経のバランスも整って、内臓のコントロールも回復します。この復活の様子には、患者さん本人は全く驚き、私たちでさえ驚くほどです。

たとえば、シリコンで咬合を正すバイト・トライを行なうと、ほんの一〇分くらいで体が温かくなり、顔の血色も良くなり、汗をかくほどになるのです。こうなれば次々に胃の具合も良くなり、咳が止まり、血圧が正常化したりします。血糖値が正常化したり、胃のポリープが消えてしまう例も見られます。

家が傾くと、家の重心が偏位するので、次第に傾きは強くなり、潰れる方向に進行します。ピサの斜塔は決して自力で立ち上がらないのと同様、家も、人間の体も心も、一度傾きはじめると、自分で立ち上がることはできません。偏位した重心の方向へと傾斜を強めるばかりなのです。これを立て直すには、ジャッキやクレーンなどの力を加えて正しい位置を回復させるしかありません。正しい位置で柱を取り替え、安定した形態を取り戻すしかないのです。人間も全く同じです。歪んだ形態を正すために、支柱(杖)を与えて突き上げるのは、歯科でいえばスプリントを装着し、調整することにあたります。歪んだり壊れたりした人間を直し、治す仕事は、全く建築と似ていると、私は見ています。家が歪んだまま電気配線や水道の配管、燃料パイプ、排水管などを修理してもあまり意味はないのです。

2、体の機械的不具合の治療

首を回すと痛い、首や肩、背中がコル、四十肩など腕が上がらない、ギックリ腰などの腰痛、これらの症状は体に起きる機械的不具合の代表的なものと言えます。体躯が歪み、その結果、関節がひっかかって動きにくい、痛いなどの症状が現われ、またアンバランスな負担を受ける筋肉が硬直してコったり痛んだりする症状も機械的不具合の仲間です。

頭痛の性格は原因によって二通りあるようです。側頭筋などの異常緊張による頭痛は機械的不具合で、頭の芯や、目の奥が痛いのは神経による不具合と観察されます。手指の動きにくさ、痛み、足のしびれや痛みにも、同様な二種類があると見られます。

体に生じた機械的不具合を解決するのは容易で、体の歪みを正し、形態的に立て直せばよいのです。正しい形態が回復すれば、シャフトも歯車もベルトもすぐにスムーズな運動ができるようになるからです。もっとも人間の機械論的見方ができる部分なのです。具体的な症例で示しましょう。

〔治療例〕たくさんの不具合を我慢していたことに気付いた夫妻

健康の見本のような六〇歳の男性が初診で来院し、他院で行なったインプラントの具合が悪くて痛いのでやり直して欲しいというのが主訴でした。日本人の典型的体形で中肉中背のしっかりした体格、顔の色艶も極めて良好です。「私は健康にだけは自信があって、どこも不調はないが、歯だけが悪い」と言います。肩コリも全く経験がないと言います。

問題点は歯ですが、それも骨や歯肉、歯が弱いということもなく、ただ今迄に受けた治療があまりにもひどかった、気の毒な例です。特に下顎の歯は散々に破壊されてしまっています。右下は第一小臼歯と大臼歯がなく、左下は大臼歯二本が欠損し、そこに植立された旧式のブレードタイプのインプラントが不適切で、既に動揺し、排膿している状態でした。左下第一小臼歯は欠損のまま放置され、左下犬歯、第二小臼歯は不完全な根管治療がなされ、適合も咬合も不良な金属冠が被せられていました。

左右とも全く咬めないので食事ができず、早く何とかして欲しいと言うので、初診日に右下三本のインプラント植立も行なってしまいました。骨の量も十分にあるので、三本のインプラントは三〇分で終わりました。患者さんはあまりの簡単さに驚き、

「こんなに簡単なんですか。前の時は二本で二時間以上もかかってガンガンやられ、麻酔が切れて本当に参ったけれど、あまりの違いに驚きました」と安心顔で語っていました。

左下の不適切なインプラントは除去し、骨が固まった後に第一小臼歯と第一、第二大臼歯の三本のインプラントも行ないました。インプラントが骨と着く間に、不良な根管治療もやり直し、その後、右下四本、左下五本の計九本をプラスチックの仮歯にし、咬合バランスを整える調整を行ないました。

下顎の左右の補綴物のセットが終了するまで二六回通院し、最後に一回、最終調整を行なって終了しました。

全く体調不良は無いと言っていたし、見たところも、誰が見ても健全な、肌も輝いている人

なので、その後奥さんの治療もしてほしいと一緒に来院した時の彼の話は少し驚きでした。喜びと感謝の気持ちをそのまま表した表情で、彼は言いました。

「全くすごいですねえ。私も全く健康で、どこも悪くないと思い込んでいたんですが、それが歯を治してから全く違うんですよ」

と、調子が良くなった点を報告してくれました。次の点が改善されたと言います。

【ご主人の症状の改善点】

・老眼鏡が全く不用になった

それまでは細かいものが見えずに何個も老眼鏡を持っていたが、気が付いたら全く眼鏡を使用しなくなっていた。特に夕方になると見えにくかったのが、いつでもはっきり見えるようになった。

・夕方の頭痛が出なくなった

夕方になると頭痛がする日が多かったが、単なる疲れのせいと思って気にしなかった。それが全く出なくなった。

・体がさわやかで足も軽くなった

体調が良くなってはじめて、悪かったのがわかった例です。体力も充実していて、不調も気にもしていなかったのですが、「これはすごい」と感激するほど改善したのです。

奥さんも健康で、顔色は良く、何も問題ないが、強い肩コリがあるのが悩みだとの主訴でした。ご主人が毎日肩もみをさせられるのだそうですが、力の強いご主人の指が痛くなるほど押しても、硬い肩が少しもほぐれないと言います。

「先生に歯を治してもらえば肩コリが消えるのではないかと思ってお願いに来た」と、自分が予想外に調子が良くなり、奥さんを連れて来たのだそうです。

奥さんも体形、体質ともに健康の模範になる例ですが、ご主人と同じ歯科医院に通っていたという奥さんも全く同じ結果で、多くの歯が抜歯され、破壊されていました。上顎は左上の犬歯が一本、残根状態で残っているのみで、その上から総義歯を入れていました。下顎も三本残っているのみで、他は抜歯され、部分義歯になってしまっています。その義歯も可哀相な状態で、適合、咬合ともに不良です。本人は肩コリだけが気になると言いますが、この咬合状態で、本当にそれだけなのか、疑いたくなります。

バイト・トライを行なうと、やはりいろいろな変化が出てきました。肩はもちろん軽くなりましたが、ほかにも腰を曲げても痛みが出ない、足が軽くなった、目がすっきりした、体が温かくなったなどという変化に気付きました。健康な人は、少しくらい症状があっても気にせずに生活しているようです。

もう義歯はイヤだというので、欠損歯の多い奥さんは上顎一〇本、下顎八本もインプラントを行ない、残せる歯は根管治療も全てやり直しました。このように、歯の治療は悪くなってからでは非常に大変な治療が必要になりますから、早期に正しい治療を行なうことに徹してください。もっとも賢いのは、予防を覚え、悪くしないことです。だから私は「良い歯の会」に力を入れています。

ご主人の変化を聞いていたとは言え、最初は打ち解けず、緊張していた奥さんも、全てが仮歯になり、咬合調整を行なう頃になるとすっかり信用し、いつも笑顔で、何でも話してくれるようになりました。実は奥さんにも肩コリだけではなく、他の著しい症状がたくさん隠されていたようです。いや、こんなものだと考え、我慢していたようです。治療終了後の体調の変化は、次のようなものだと言います。

【奥さんの症状の改善点】

・ひどい肩コリが全くなくなった
・腰痛が出なくなった
・左足のふくらはぎ、かかと、足首の痛みがなくなった
・目がすっきりし、よく見えるようになった
・高かった血圧が落ち着いた

「女房は丸橋先生の信者ですよ。誰に会っても先生のことを宣伝していますよ」とご主人は言い、奥さんは

「これだけはいくら言ってても理解してくれないですね。私もそうだったけれど人に言われても体験するまでは信じられない」と言います。

元の悪い義歯の影響で、軽い坐骨神経痛が始まっていたと思われ、そのサインとして腰痛と左足の痛みがありました。坐骨神経痛は腰にかかる力のバランスに注意していないと再発する例が多く、この奥さんも約一年に一度、微妙な咬合調整を行なっています。ある時、明日ハイキングの予定があるが、少し左足に痛みがあって心配、と調整に来院しました。調整が終わり、体調確認と姿勢のチェックのために立ってもらうと、大きな驚きの声を上げました。

「わぁ、不思議。完全に痛みが消えている。不思議ですねぇ、これ」

健康的なこの夫妻は、骨格がしっかりし、筋肉も十分で、身長も中背で、下顎のズレが大きくても症状は出にくいタイプです。逆に、長身で筋肉の不足したタイプはすぐに猫背、側弯になり、症状は強く出ます。日本人はあまり身長が高くない方が有利です。

視力の改善や足の痛みの解消が、完全に身体的歪みから直接来る機械的理由によるものなのか、視神経や坐骨神経の歪みなどに由来するのか、まだ解明はできません。視力の低下も、視神経の働きが低下して起きるケースと、眼球をコントロールする毛様体筋などの不自然な引っ張りによるケースと、二つ考えられ、夫妻がどちらの理由によって視力回復したのか、まだ完全にはわかりません。しかし二人の不調の解消は体の歪みが正された結果、主に機械的なギクシャクが解消され、自然な働きが復旧したことによるものです。この夫妻のように、かなり頑健な体でも、配慮のない粗悪な歯科治療によって、誰でも苦しい不具合が生じるという事実をよく理解しておいて欲しいと思います。

3、体の歪みと自律神経の失調を立て直す

本章2項で示した夫妻は二人とも、日本人として理想的な体形で、生命力の強い人でした。歯の状態は治療が粗悪で最悪でしたが、軽い身体症状のみで済んでいたのは、抵抗力が強かったせいです。歯の状態が同程度でも、体が貧弱だと、もっとすさまじい症状が現われます。咬合のズレから引き起こされた歪みは体を歪ませ、自律神経を歪ませ、最悪の場合は精神の働きまでも壊してゆきます。事故や過労、病気など、人生にはいろいろな出来事が待っています。何が起きても耐えられるように、成長の過程も含めて、強い体を作ってゆくよう、注意をすることがとても大切だと感じています。

次に体の機械的不具合はもちろん、自律神経までも失調してしまったケースの再建例を見てみたいと思います。

〔治療例〕コリや痛みはもちろんホルモン、内臓、睡眠も混乱して

三二歳の女性が、とにかく体の全てが悪い状態で来院しました。体の歪みは左右、前後だけ

ではなく、右肩が突き出るように捻れています。頬はこけ、青白く、艶もありません。生きてゆくのもやっとな状態が一目でわかります。一番苦しいのは眠れないことだと言っていましたが、どの症状もかなり重く、彼女の実感による症状は苦しい順に次のとおりでした。

【初診時の症状】

①眠れない
②首が詰まって苦しい
③立てないくらいの腰痛
④咳が出る。咳き込んで止まらなくなる
⑤カレーライス、ビール等の刺激物を摂ると左の顎が我慢できないほど痛い
⑥食欲がなく、食べると胃が痛い
⑦肩、背中が痛く、重苦しい
⑧涙目、目やに
⑨両手がしびれ、痛い
⑩手足の冷えがひどい
⑪生理痛がひどく、生理不順
⑫ふらつきがある
⑬疲労感が強い

これらの症状のうち、②③⑦の首や腰、肩、背中のコリ、痛み、詰まり感、腰痛などは、体の歪みがもたらす機械的な不調に分類されます。⑨の両手のしびれや痛みは、強い頸椎の屈曲によって、そこから分岐し、上肢を支配する末梢神経が圧迫されているのが原因であることが読めます。

自律神経（交感神経と副交感神経）のバランスが崩れ、失調したことによる症状もいくつか目立ちます。①の不眠は、交感神経の緊張によるものです。⑥の食欲がなく、胃が痛いのも同じ理由でしょう。交感神経が緊張すると胃の活動は抑制され、食欲は落ち、胃痛や胃潰瘍がよく起きます。⑪の生理痛、生理不順は、自律神経がコントロールしているホルモンの分泌が正常に保たれていないためで、咬合を正し、自律神経のバランスが回復するとホルモン分泌も正常化し、不思議なほど簡単に解消します。⑤の左顎の痛みと、④の咳が出る原因ははっきりはわかりませんが、たぶん顎関節や肺の活動空間が歪められているせいだと思います。⑬の疲労感が常に強いのは、生命活動が多くの点で抑制されているので当然の結果ですが、特に脂肪、蛋白質、炭水化物などを処理して、エネルギーや体の構成物質を取り出す内燃機関、つまり代謝がくすぶってしまっていることが最大の原因です。ストーブやカマドがうまく燃えず、くすぶっている状態と同じです。消化、吸収、老廃物の排出などを担当する各臓器の働きは、全て自律神経によってコントロールされています。臓器の運動、消化液、ホルモンの分泌、酵素の活性化などは交感神経と副交感神経のどちらが優位となるかで調節されていますが、咬合不良によってこの自律神経が失調してしまうので、生命維持活動は乱れ、くすぶってしまうのです。慢性的な疲労感はこのために現われ、生命維持活動に支えられている脳や神経の活動も低下し、意欲の低下ももたらされます。体力が充実した時、気力も充実することを見ればこれが理解できるはずです。

⑧⑩⑫は、まだ不明の多い領域です。⑧の涙目、目やにの原因が、涙腺を動かす筋肉の不具合にあるのか、筋肉に信号を送る神経の働きが低下していることにあるのか、これから解明が必要です。⑩の手足のひどい冷えは、左右ともに出現する場合と、片方にのみ出現する場合がありますが、これも姿勢が歪んだことによって血管が屈曲し、血流障害が起きた結果なのか、末梢神経が正常に働けなくなり、体温のコントロールができなくなった結果なのか、明らかではありません。サーモグラフィーで計測すると、体表温度が大きく低下し、青色で表示されることは確認していますので、体表温度が実際に低下していることは事実です。感覚器の異常で、誤って低く感じているわけではありません。⑫のふらつきは、体の重心が狂った患者さんに、かなり高頻度で見られる症状で、立っていられず、物につかまっていないと倒れてしまう例もあります。この原因も三半規管または脳の平衡感覚が乱れているのか、歪んだ姿勢を長い間支え続けてきた筋肉がもう限界を越え、働けなくなってしまっているのか、わかりません。しかし咬合を正し、姿勢を正せば、これらが劇的に解消する例がほとんどであるという結果は事実です。

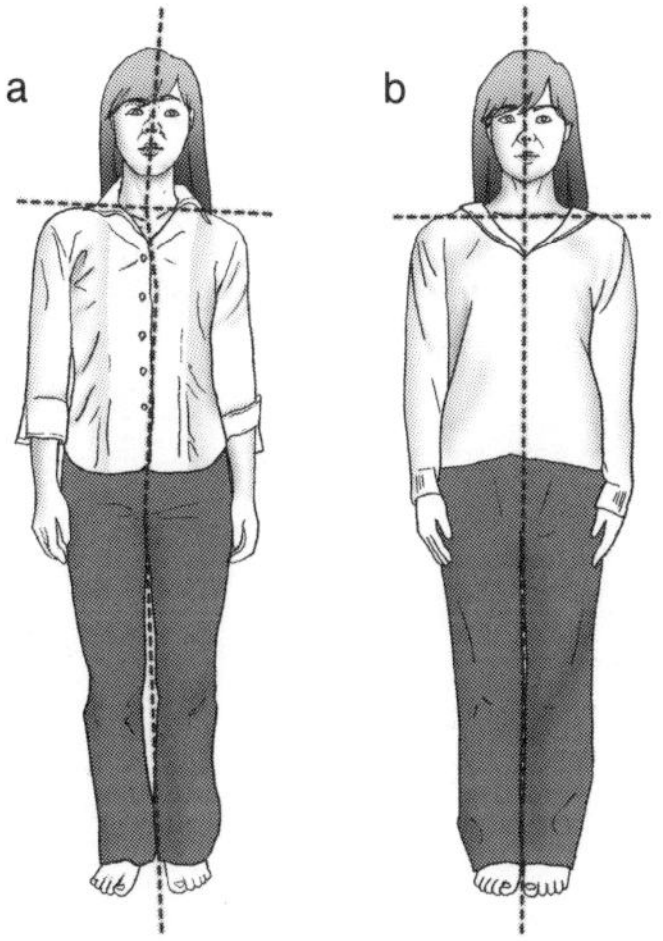

図④　初診時とスプリントを入れた後の姿勢の変化

a：大きく歪んだ姿勢。左肩が下がり，首は右に曲がり，右肩を突き出して，側弯だけではなく，捻れも見られる
b：スプリントを用いて下顎位を三次元的正中に誘導すると，姿勢も立ち直り，症状も消えた

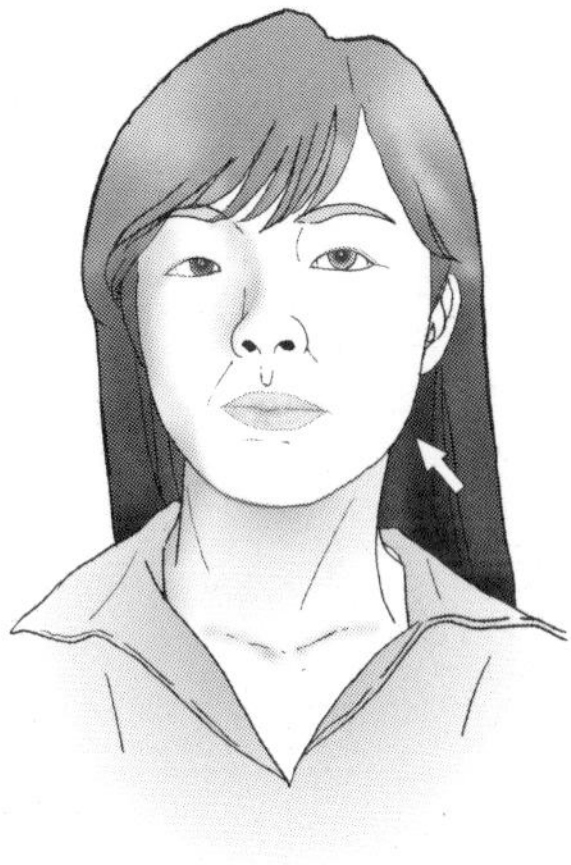

図③　下顎が左に偏位した32歳，女性の顔の特徴

右（向かって左）に比べ，左頬が大きくふくらんでいる，下顎が大幅に左に偏位した顔形の典型。口唇は右上りで，左に比べて右の咬合高径（咬み合わせの高さ）が低い

三二歳の、この女性の患者さんの顔形の要点を示したイラストが図③です。本当は写真を示すとよくわかるのですが、プライバシー保護のため、特徴をトレースしたイラストで説明します。

一目でわかる特徴は右頬（向かって左）が小さく、左頬（向かって右）が大きくふくらんでいる点です。下顎が本人の左側（向かって右）に偏位（ズレる）しているのです。下顎角（矢印）も左側が突き出ています。

もう一つの大切な特徴は、口唇が右上り（向かって左上り）に坂道になっている点です。左

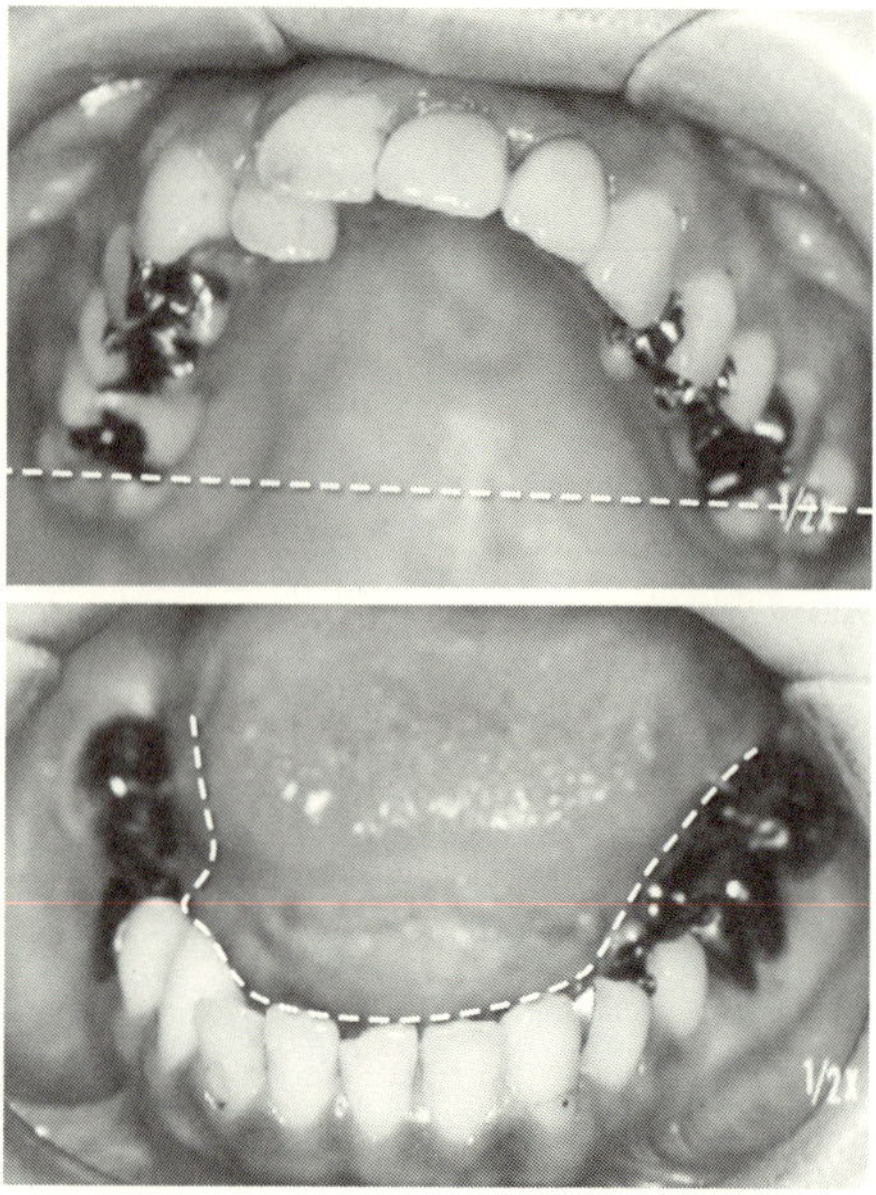

写真⑤　32歳女性の上顎と下顎との歯列

咬合平面が点線のように傾いている。下顎の右小臼歯が舌側にくびれ，右だけにG形が現われる日本人に多い退化形でもある。強い全身症状が現われやすい

右の奥歯の高さ（咬合高径）が同じではなく、右が低い証拠です。家でも片方の柱が短ければ傾きますが、人間でも顔の長径を決める左右の奥歯の高さに差があれば、顔の片方がつぶれ、顔は非対称となります。

この女性の歯は写真⑤です。上顎歯列が右上り（向かって左上り）に傾き、下顎も右下に入れられたブリッジが低く、おまけに舌側に傾斜して作られています。

この歯列弓には、日本人に多く見られる決定的な欠点があります。下顎歯列弓を見ると、右小臼歯部（向かって左）が舌側にギター形にくびれている特徴に気付きます（点線）。右だけに現われるG形は日本人に多く見られる退化形で、最近短命に終わった日本の総理大臣がみんなこのタイプであることにも気付きます。恵まれた環境で軟らかい物ばかり食べて育った人びとの特徴で、体力、気力、思考力の全てに問題があります。

右側のみのG形歯列弓によって、この女性の患者さんは右の咬合高径が著しく低くなり、加えて右頬がへこみ、左側に下顎が押されて偏位が起きたわけです。この結果が図③の顔形となったのです。

図④aが、この女性の初診時の姿勢で、写真の特徴を正確にトレースした図です。左肩が著しく下がり、後方に引かれています。右肩が高く、前方に突き出して、上体が逆時計回りに捻れているのがわかります。体の中心を結んだ点線が、体の側弯状態を示していますが、これだけ歪めば生物は通常の生命力を発揮することは不可能です。脊柱の中を中枢神経が走り、血管もこれに沿って走行していて、これらが歪めば生命活動そのものが歪み、抑制されてしまうのです。

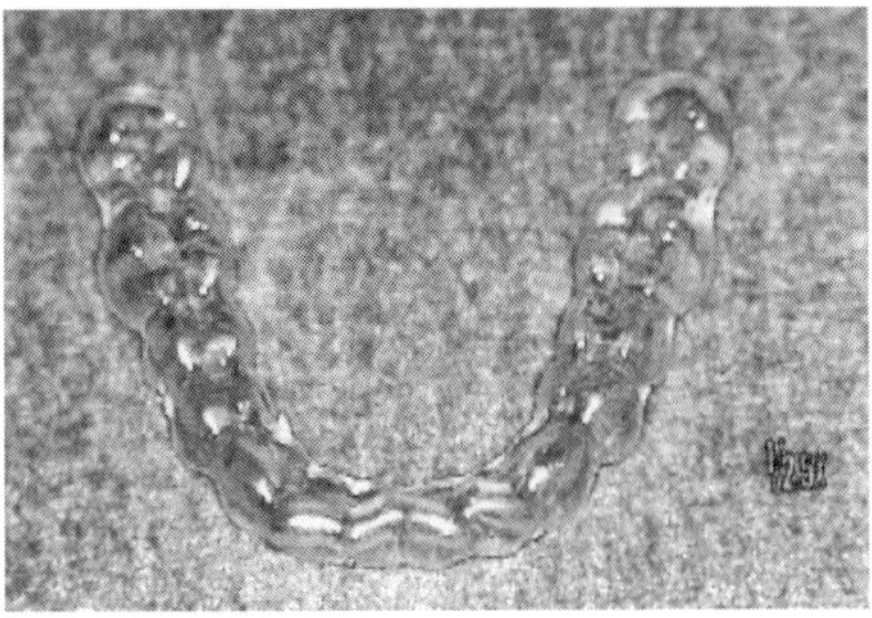

写真⑥　スプリント

透明なプラスチック製で，これを歯列にパチンとはめて使う。食後清掃する時はずすだけで，常時使用し，下顎を正しい位置に馴れさせる

図④bは、歪んだ体を立て直したところです。肩が水平となり、体の中心を結んだ点線もまっすぐになりました。この女性の咬合のズレは大変大きかったので、大幅に下顎位を改善するのに有利なスプリントを用いました。写真⑥が透明なプラスチックで作ったスプリントで、これをパチンと歯列にはめ込み、下顎の位置を正した位置で咬めるようにします。スプリントは足すのも削るの

も自由にできるので、約四週に一度調整しながら、下顎の重心を本来の体の重心に合わせるよう、三次元的に調整してゆきます。四週に一度調整するのは、新しい姿勢に全身の筋肉、脳に刷り込まれた位置、運動情報が馴れて更新されるのを待ちながら、さらに調整を進めるためです。ですからスプリントは常に装着したままでいなければ意味がありません。食事の時もそのまま咬めます。食事の後、一度はずしてハブラシで清掃し、またはめます。こうして新しく調整した下顎の位置と姿勢に、顔や全身の筋肉、脳の記憶が馴れると、スプリントを短時間はずしていても、すぐには元には戻らなくなります。このように、新しい下顎位、姿勢に適応した筋肉や脳の記憶などを獲得することをリモデリングといい、最終的にこれで良いと判断されるリモデリング位置で、補綴物を精密に作るのです。

この女性は初診時にバイト・トライを行ない、その効果が高いことは予測できました。何しろ、バイト・トライ直後に、体が温かく、軽くなり、これまでの蓄積した睡眠不足が一気に解消して睡魔に襲われたほどの変化が見られました。スプリントを製作し装着すると、装着して調整を終了した時点でもう、左顎の痛みは消失、立てないくらいの腰痛も10→3と減少しました。

スプリント装着後約八カ月後の姿勢が図④bで、その時点で症状は次のように改善していました。

【三二歳女性の症状の改善】（初診時の症状の重さを10とした比較）

・眠れない　10→0
・左顎関節が痛い　10→0
・立てないほどの腰痛　10→0
・首が詰まって苦しい　10→0
・手のしびれと痛み　10→2
・涙目、目やに　10→1
・ふらつき　10→0
・咳がひどい　10→1
・生理痛、生理不順　10→0
・辛い物を食べると耳が痛くなる　10→0
・肩と肩甲骨周囲の痛み、コリ　10→1
・胃の調子が悪い　10→0
・手足の冷え　10→1

（基礎体温が三五・七℃だったのが三六・三℃に上昇）

この女性は生きてゆくのがつらいほど重い症状だったので、丸橋先生に出会えなければ今の私はなかった、恩人だと言って感謝してくれますが、現在は人並み以上に働いて、元気に生活しています。全身にあった痛みやコリ、しびれはほとんどなく、つらかった生理痛も解消し、朝までぐっすり眠ることができるようになりました。基礎体温も上がりました。疲れにくくなり、気力も充実しました。

この女性のケースでは、大きく分けて二種類の不調が解消されているのに気付きます。まず、体躯の歪みが直接原因となって起きる運動障害や痛み、コリなどの機械的不具合です。咬合を改善し、姿勢を立て直すことによって左顎関節の痛み、腰痛、首や肩のコリなどが解消していますが、これが機械的不具合の解消です。

次に、このケースで目立つのは、不眠症、生理痛、生理不順、胃の不具合、冷えなどがほぼ解消し、肌の色艶が良くなった点です。湿疹が多く、荒れていた肌が滑らかになりました。不思議なことに染めておらずに茶髪だったのが黒髪になり、枝毛がひどかったのが無くなったと言います。これらは明らかに自律神経の失調が立ち直り、調和が回復したことを物語る変化です。咬み合わせのズレが交感神経の緊張（優位）を引き起こし、眠れなくなっていたのです。胃の不具合も全く同じシステムで生じたことは明らかです。生理痛、生理不順が治ったのは、自律神経の調和が戻り、性ホルモンの分泌が正常化した証拠です。基礎体温が上昇したのは基礎代謝が活発になったためでしょうか。肌が艶やかになり、髪が黒髪になったのも、代謝が活発化した結果と考えるのが自然です。

手のしびれや痛みが解消したのは、図④ａｂを比較すれば明らかなとおり、頸椎の彎曲が改善し、ここから分岐して上肢に分布する末梢神経の圧迫が解除されたためと考えられます。しかしまだわからないことはあります。涙目や目やにが解消し、ふらつきが治る因果関係などは、まだ明らかではありません。不明なことはまだまだたくさんありますが、この症例からも、人体の形態的歪みを立て直すと、まず体の機械的な動きが回復し、自律神経の失調も立ち直るという事実を学ぶことができます。傾き、歪み、崩れた人間を再建する大切な柱として、歯の役割に注目せざるを得ないことも教えられます。

〔治療例〕妊娠の希望が出てきた

本書の第一章33ページで初診時三二歳の女性の不妊症の治療を始めたことに触れました。スプリントを入れて約一年後には妊娠するケースが多いことも述べました。まずこの女性のその後の経過について報告します。現在、スプリント装着後一年半ですが、最近妊娠して束の間、残念なことに子宮外妊娠であることがわかりました。その前にも一度妊娠の徴候があって間もなく流産してしまい、結果として朗報とはなっていません。しかし、今までは徴候さえもなかったことを考え、あきらめずに頑張るようにお話しています。

この女性の下顎歯列だけ写真を示すと写真⑦のように、右側のみがG形の退化形です。特に右側臼歯が舌側傾斜し、最近の日本人に多い、症状の厳しい例です。この咬合異常の結果、顔

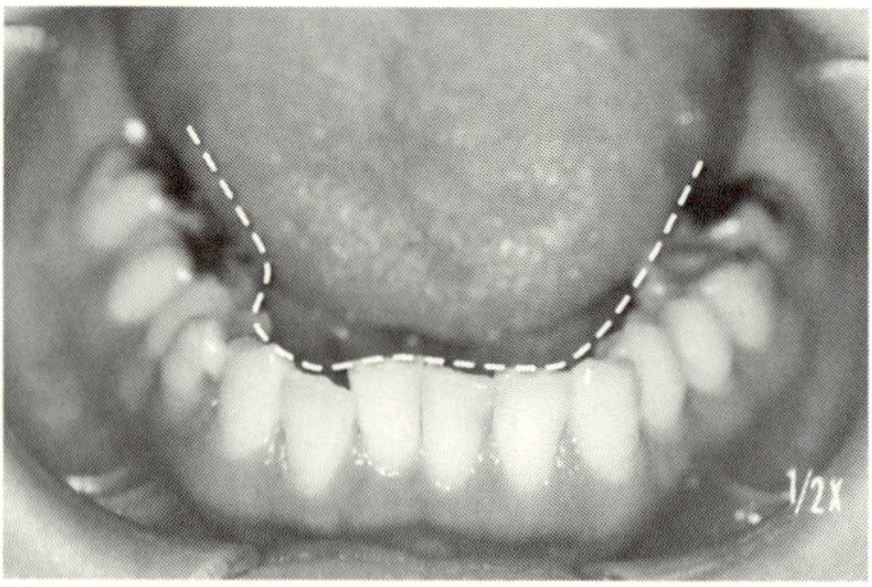

写真⑦　不妊症で咬合治療中の下顎歯列弓形

右（向かって左）だけがG形で，小臼歯が舌側にくびれている

形、姿勢も私の分類した法則どおりに歪み、体調の不調も法則どおりに現われていました。初診時の問診用紙には、肩や首、背中のコリ、腰痛、頭痛、冷え症、不妊症の項問に○印が付けられています。疲労感もかなり強く、夕方になるとヨコになっていなければならないほどでした。生理不順、生理痛もありました。

初診時に行なったバイト・トライの反応は良く、両手が温かくなり、首や肩も軽くなり、腰も軟らかく曲がる変化が認められました。スプリントを作って装着、調整を行なうと、苦しかった症状がほぼ全て解消しました。こうなると、約一年で朗報というのがこれまでの例です。

今回は子宮外妊娠で残念でしたが、期待は大きく持てる経過です。

〔治療例〕初診から一年で待望の妊娠

平成十七年一月、鹿児島県の離島から三二歳の主婦が来院しました。不妊症で治療をしているが成果がなく、どうしても子どもが欲しいというのが主訴です。前日からホテルに宿泊しているので、急いでまとめて治療を進めて欲しいと言うので、初診の日に診断資料を取り、技工士を急がせてその日のうちにスプリントを作り、装着しました。スプリントを装着すると、その日のうちに次のような症状の改善が認められました。

【スプリント装着前後の症状の変化】

・常に左顎関節が痛い　10→0
・口を開けにくい　10→4
・腰痛　10→6
・足が冷える　10→3
・疲労感　10→4
・気分が沈む　10→2
・肩コリ　右　10→7
　　　　　左　10→6
・のどがつまる　10→7
・頭痛　変化なし
・目　ぱっちり開き、視界が明るくなった

一～二カ月に一度通院して調整を行ない、一年後に全ての症状が解消したとき、電話で朗報がありました。スプリント装着の約一年後に妊娠したという典型的な例です。

〔治療例〕インプラントで咬合回復して妊娠

初診申し込み書の中に、体調に関する問診欄があって、頭痛、腰痛、不眠、高血圧、糖尿病など多くの症状が挙げられています。初診の患者さんが自分に該当する項目に丸印を付けるのですが、最後に（その他）の項目があります。三七歳の健康そうな女性の、その他の欄に、不妊症と記入してあるのが私の頭に入っていました。ムシバの治療が主訴での来院でしたが、この記入があったのが彼女に素晴しい結果をもたらしたのです。

この女性には肩コリなどの不快症状は特にありませんでした。通常の不妊症の女性は、冷え症、生理不順、生理痛などのほかに、肩や首のコリ、腰痛、不眠など多くの症状に悩まされている例がほとんどなので、この患者さんの場合、咬み合わせと不妊症が関係しているかどうか、私にも自信はありませんでした。しかし以前の治療がダメになっていて、一本抜歯する必要のある歯があるので、それを治すついでに咬合調整をよりよくしてみても無駄にはならない、生命活動はよりよくなるのだからプラスになるはずだと考えました。ダメになった歯を抜歯して、一本インプラントを植立し、そこに仮歯を入れて、全体のバランスを調整しました。立位で姿勢を観察し、細かくバランスを整えたのです。この女性の手記があるので、一部を次に抜粋します。

「その頃、私は子宝に恵まれず悩んでいたのも事実でした。職場の理解があり、仕事をしながらも約三年不妊治療に通う日々。もともとあった子宮筋腫もどんどん大きくなり、もしかしてそれも不妊の一因かも知れないと、手術も受け切除しました。しかしなかなか成果は現われませんでした。ゆったりした気持ちで過ごすことも大切だという思いから、一度退職しました。その後も継続して不妊治療には通っていました。（中略）インプラントにして、少し気になっていた肩コリもなくなり、物もしっかり噛め、心配なく食事もできるようになって半年、結婚七年目にしてやっと妊娠することができたのです。最初はなぜ今この時に……と不思議でしたが、よく考えてみると不妊治療で変わったことはないのです。となると……。やはりインプラントにして、丸橋先生に口の中を健康にしていただいたお陰なのではないでしょうか（後略）」

初診から一年経って、「もうよいお知らせがある頃ですよ」と話した直後の妊娠でした。四〇歳を目前にしてはじめての子が男の子、その女性は、家族からの態度まで変わったと喜んでいました。ほんの僅かの咬合調整が、もともと健康だった女性の生殖ホルモンの分泌に変化を与えたのでしょう。確証はありませんが確信があります。不妊症に対する咬合治療の成功率は、今までほぼ一〇〇%と大変に高いのです。適応症は、無精子、無排卵や器質的欠陥が生殖器官に見られず、原因がわからないが妊娠しない、という患者さんです。

結婚して一一年、大学病院の不妊治療も受けたが妊娠しなかったという女性は四〇代に入って子宝に恵まれました。ほかにも四〇代ではじめて子どもができた女性もいます。咬合治療によって、あるタイプの不妊症が治る理由は何か。私はズバリ、咬合治療がホルモンの分泌を変えることだと考えています。

〔治療例〕自律神経が調和すると血糖値も下がる？

体の形態を立て直し、自律神経の失調が立ち直ると、ホルモンの分泌が正常化します。咬み合わせに異常があると、多くの場合、交感神経が優位となるため、交感神経末梢からノルアドレナリンが出て、私たちは積極的、闘争的、緊張的体勢となります。心臓の働きが活発となり、末梢血管が収縮して血圧は上がり、瞳孔は開き、呼吸は早まり、血糖値は上がり、頭は覚醒します。この時、睡眠、消化吸収などの働きは抑制されますから、不眠、不消化になるのは当然なのです。

反対に副交感神経が優位になると、副交感神経の末梢からアセチルコリンが出され、体は休息、消化吸収、睡眠の方向に傾きます。

糖尿病は糖の利用を促進して血糖値を下げるインシュリンの不足から起きます。インシュリンは膵臓のランゲルハンス島β細胞から分泌されるホルモンですから、その分泌の促進や抑制は自律神経によってコントロールされています。自律神経の働きの調和がとれていなければインシュリンの分泌もうまくはゆかないのです。たとえば常に緊張、闘争状態が続く自律神経の状態下では、消化吸収活動も抑制されますから、消化吸収を助けるホルモンの分泌も抑制状態が持続します。インシュリンの分泌も抑制されます。咬合性ストレスは、咬み合わせが変わらない限り、変わることなく持続します。一定傾向の自律神経の状態が常に続くのです。インシュリンも含め、ホルモンの分泌は偏ったままの状態が持続するということになるのです。この影響を受けている糖尿病のタイプが絶対にある、というのが、私の臨床経験からくる判断です。咬合治療を行なって、咬合性ストレスを解除すると、長年悩んでいた糖尿病があっけなく消えてしまう症例に時々出会うのです。具体的な例を示します。

・六三歳・女性の例

糖尿病もあって、歯周病の治療をどこで受けても少しも治らないと悩んでいる女性が、東京から来院しました。肩や背中、首が凝り、腰痛でも悩んでいると言います。以前に弟さんが私の治療を受け、予後が良いので、難しい歯周病は丸橋に診てもらえ、と紹介してくれたのです。糖尿病も治るかも知れないという期待も少し持っていたようです。

姿勢を一見すれば、その歪みから咬合もかなり悪いことがわかります。口腔内を見ると粗悪なクラウンとブリッジが入れられていて、咬み合わせも全く考慮されていない治療がなされていいます。歯肉は全体的に赤黒く腫れ、糖尿病の特徴が見られます。もうすでにインシュリンの注射を続けていると言いますから、糖尿病は軽くはありません。

私はとりあえず、歯周病の治療と根管治療の基本治療を行ない、臼歯を仮歯にして大きく狂った咬み合わせを再建する治療に力を入れました。一年で最終補綴が終わり、肩や首、背中のコリ、腰痛も解消し、元気になりました。終了後二カ月経った頃、その患者さんから感謝の手紙が届きました。要所だけを抜粋して紹介します。

「教育入院も三度ほどやりましたし、ずっと飲み薬でやってきましたが、ついに二、三年前から糖の値が良くならず、インシュリン注射になってしまいました。その時はショックでしたが、いつまでも薬を服用しているよりも注射の方がいいと思うよと主治医の先生に言われて、それでも注射になったからと言って、すぐにヘモグロビンA1cが良くなるわけでもなく、一時は二桁にまでいくところでした。（中略）先生の所へ伺った時は六～八ぐらいでした。その後、今までの生活と大して変わりのない日々を過ごしていましたのに、だんだん下がって、今は五・八という値で、糖尿病の先生もびっくりしていました。やはり歯をなおしたことしか考えられないので、そのように報告しました。（後略）」

インシュリンの注射も不要になり、現在はとても安定した状態で元気に生活しています。インシュリンの合成、分泌は完全に復活したと考えられます。

・五九歳・女性の例

このほかにも同様な症例に時々出会います。最近も五九歳で、ヘモグロビンA1cが七・八ある女性が来院しました。一〇年前からインシュリン注射をしていてこの数値ですから、かなりの進行例です。

初診時にバイト・トライを行ない、その時作ったシリコンのインスタント・スプリントを患者さんが持ち帰り、家でそれを咬んでいたら血糖値が下がったという報告が二回目の来院時にありました。

三回目の来院時に、食後三時間半（空腹時）の血液検査を行ない、スプリントを装着しました。この時の血糖値は一四五でした。インシュリンも少し減らすようにしました。

スプリント装着二カ月後に、再び血糖値を検査すると一〇五に低下していました。インシュリン量を減らしているのに、血糖値は下がったのです。ただし残念ながら、この患者さんはあまり関心が深くなく、咬合を直して血糖値を下げようとすることに熱心ではありませんでした。あまり信用していなかったのかも知れません。それに加えて、糖尿病の主治医が私たちの治療に好意的ではなかったようです。インシュリンの使用量など、今までの資料をもらってきてもらうよう患者さんに依頼すると、

「専門以外の人に渡す必要はないし、意味もない」と拒否されたとのことでした。しかしどうせ左右の臼歯の補綴を行なう予定ですから、少しでも良いバランスで仕上げてやりたいと考えて、現在調整中です。このような時いつも感ずることですが、病気を克服して良い結果を出すためには、医師と患者さんの信頼と協力、熱意が不可欠です。患者さんの信頼や熱意がなければ、私たちが一方的に治療を進めることはできないし、私たちの姿勢も引き気味になってしまいます。

〔治療例〕免疫力、食菌力も強化される

自律神経は、ウィルスを抗原抗体反応によって無毒化するリンパ球の数をコントロールしたり、病原菌を食菌する顆粒球の活性を左右したりする役割も果たしています。外敵から生命を守る兵士たちの指揮権を持っているわけです。したがって、生命の防御力を高めておくためには、自律神経が健全に働いていることが不可欠となります。

咬合が狂うと自律神経の調和が崩れ、免疫力が低下してしまう事実を、私の診療所の研究チームが明らかにしました。本章の145～151ページで、咬合を再建するとともに全身症状、視覚、聴覚も回復した女性の例で、同時に免疫細胞（リンパ球）の数や比率も正常に戻ったデータを示しましたが、ここでももう一例、別の女性の例を示しましょう。

・三二歳・女性の免疫力向上例

自殺志向が強く、家族が見ていないと首吊りをしたり、睡眠薬を多量に飲んだりしてしまう女性が来院しました。

顔を一目見れば、下顎が大きく左に偏位しているのがわかります。右頬に比べ、左頬が大きくふくらんでいます。口唇は右上りの傾斜で、右の咬合高径が低いことが明らかです。咬合紙を咬ませてチェックすると、前歯がきつく咬み合い、衝突していますから、視力が低下し、頭

痛がしやすい咬み合わせのタイプです。

子どもの泣き声、嫌なことに出会うなどするとすぐに精神的に錯乱してしまい、自分の手首を切ったり、自殺を図ったりしてしまいます。境界性人格障害、パニック障害の病名で精神科に通院中でした。六種類の薬を服用中です。

この女性に、下顎が三次元的正中に補正した位置で咬めるようにスプリントを製作し、装着すると、そのとたんに驚くほどの改善が見られました。

【スプリント装着直後の劇的変化】
・右肩が楽になる
・首の後ろの部分に血が通うようになった
・体を動かしたくなった
・手が温かくなった
・視界が広がり、明るくなった
・気分が明るく、楽しくなった
私も驚いたのは精神的な劇的変化です。今まではクヨクヨ考えても行動できずに、あげくの果てに自傷に走っていたのですが、考えたら即、行動できるようになり、活発になり、自殺しようとは一切考えなくなったと言うのです。家族も、精神科の先生も驚いたと言います。「丸橋歯科のおかげで本当に人生が一八〇度変わった」と手記を寄せてくれました。

表④　32歳女性の咬合治療前後の白血球の変化

2週間後に免疫力回復が見られ，5カ月後にはほぼ正常値となっている

	初診時 (2005. 8. 19)	スプリント装着 2週間後 (2006. 9. 20)	スプリント装着 5カ月後 (2006. 2. 28)
白血球	3970/μℓ	4320/μℓ	6400/μℓ
顆粒球	71%	69.2%	70.3%
リンパ球	20.9%	25.9%	24.7%
リンパ球数（絶対数）	829/μℓ	1118/μℓ	1580/μℓ
単球	8.1%	4.9%	5%

・理想的な白血球数は3500～9700/μℓ，顆粒球60%，リンパ球35%単球5%前後。リンパ球絶対数は1500/μℓ以上とされる

（『生きる力』丸橋　賢著　紀伊國屋書店より）

異常に少なかったリンパ球の数にも向上が見られ、絶対数では一五八〇／マイクロリットル（基準値は一五〇〇／マイクロリットル以上）と正常値となりました。表④がスプリント装着前後の白血球の状態の変化ですが、白血球数、リンパ球の割合、リンパ球絶対数ともに増加し、免疫力の向上が明らかです。

私たちは咬み合わせの狂いを咬合治療によって正常な位置に戻すことにより、白血球、リンパ球の数が増加することを突きとめましたが、心理的安定を取り戻すことにより、同様な効果が上がることを明らかにした研究もあります。ノーステキサス州立大学の心理学者、バーバラ・ピーヴィーは、バイオフィードバックという手法を用いて希望の感情を持たせると、血液検査において、白血球、リンパ球数が増加することを明らかにしまし

た。

催眠術を用い、希望を抱いた精神状態に誘導して採血し、白血球に細菌を食べさせると、同一人物を悲しい精神状態下に誘導した時よりも、食菌能力がずっと高まるという研究もあります。笑いが免疫力を高めるという研究結果と似た研究です。

食物との関係でも食菌能力に差が出ることも明らかにされています。砂糖をたくさん食べさせた後、採血し、食菌実験をすると、食菌能力が低下すると言われています。

これらを考えると、咬合を正して自律神経のバランスを保ち、意識的に前向きな精神を保ち、食生活のバランスにも注意することが如何に生命力を高めるか、よくわかります。この三点のうち、前向きな希望を持った考え方を保つこと、食生活を改善することは自分の理解や努力で動かすことが可能です。しかし、咬合の異常は、一度狂ってしまうと、上下の歯が嵌合する位置を変えることはできません。これが咬合異常の恐さで、二四時間ずっと下顎位をずらせたまま、咬合性ストレスを受け続けることになるわけです。この場合は絶対に、咬合治療が必要となります。

4、精神、つまり脳の不具合の再建

咬み合わせの狂いを引き金にした姿勢の形態的歪みは、ついには脳の働きを狂わせるに至ります。初期には、脊柱の彎曲、特に頸椎の屈曲が、脳に引っ張り、圧迫などの力学的影響を与え、正常な機能を乱すことから始まると見られますが、この段階であれば咬合治療によって比較的簡単に治ります。しかしより強い力学的影響や、顎偏位による強力な神経的ストレスが長く続くと、ついには脳に穴（実質欠損）が生じてしまいます。こうなると人間的破壊は大きく、日常生活も困難になり、咬合治療によって咬合性ストレスを解消しても、実質欠損が修復されるまで、長い期間を要することになります。精神的に立ち直るまでに一年も二年もかかるのです。軽度とは言っても、脳の働きに混乱や機能低下が現われているわけですから、その人が本来持っていた人間性はある程度破壊され、日常生活に大きな影響は出ていました。

ここではまず軽度のうちに治療を行ない、短期間で回復した例から示したいと思います。

〔治療例〕大学に復学し、教職に就けた

大学を休学中の女性が母親に連れられて北海道から来院しました。弱々しいけれど笑顔もあり、人柄は良さそうですが、魂が半分抜けてしまっていて、動作にも会話にもきびびしたところが見られません。強い頭痛が続くことが最大の苦しみのようですが、そのほか全身に症状が見られ、今では気力の低下、考えが統一しないなど、精神的にも秩序を失っていました。やっと生きている状態であることが明らかでした。経過を聞くと、既に症状が出てから長い時間が経っていて、その間に多くの病院を回り、今では東京の歯科で咬み合わせの治療を受けている

けれど、全く良くならない、ということです。発症してからの時間が長いほど、また体力消耗が激しいほど、治療にも時間がかかるのが一般的です。あるていどの期間の通院も覚悟しなければならず、北海道から私の診療所のある群馬まで通い切れるのかも心配です。

この女子大生の身心の不調の主因は、全人的配慮に欠けた、不適当な矯正治療にあります。以前に受けた矯正治療の結果、偏位した下顎の重心のズレが、身長が伸びる一七歳の時に脊柱側弯を引き起し、発症したのです。

初診時の姿勢が写真⑧です。左右の頬のふくらみを比べると、右側がふくらみ、つまり右側に頭部の重心が偏位している結果、同じ側の右肩が下がっていることがわかります。体の重心は肩が下がっている右側に傾いているのです。体が右に倒れては困るので、頭は反対側の左に傾け、体の重心を補正しているのがわかります。この時、首、つまり頸椎を左に屈曲させ、これが脳に悪い力学的影響を与えることになります。胸椎、腰椎も、頭部の重心の補正をさらに補正するために蛇行するように弯曲し、これが脊柱側弯症の本体なのです。

写真⑨a、b、cが初診時の上と下の歯列、および咬み合わせたところを正面から見た口腔内の写真です。子どもの頃矯正した時に小臼歯を上下左右各一本ずつ抜歯されています。

臼歯が舌側に倒れているために、上下の大臼歯が、正しい咬合小面で咬んでいないのが大きな問題です。bのように主柱の役割を持つBの面が舌側に傾斜すると上下のB面は咬めなくなるか、または急傾斜の面で咬むことになってしまいます。垂直に近い力でしっかり咬み合って

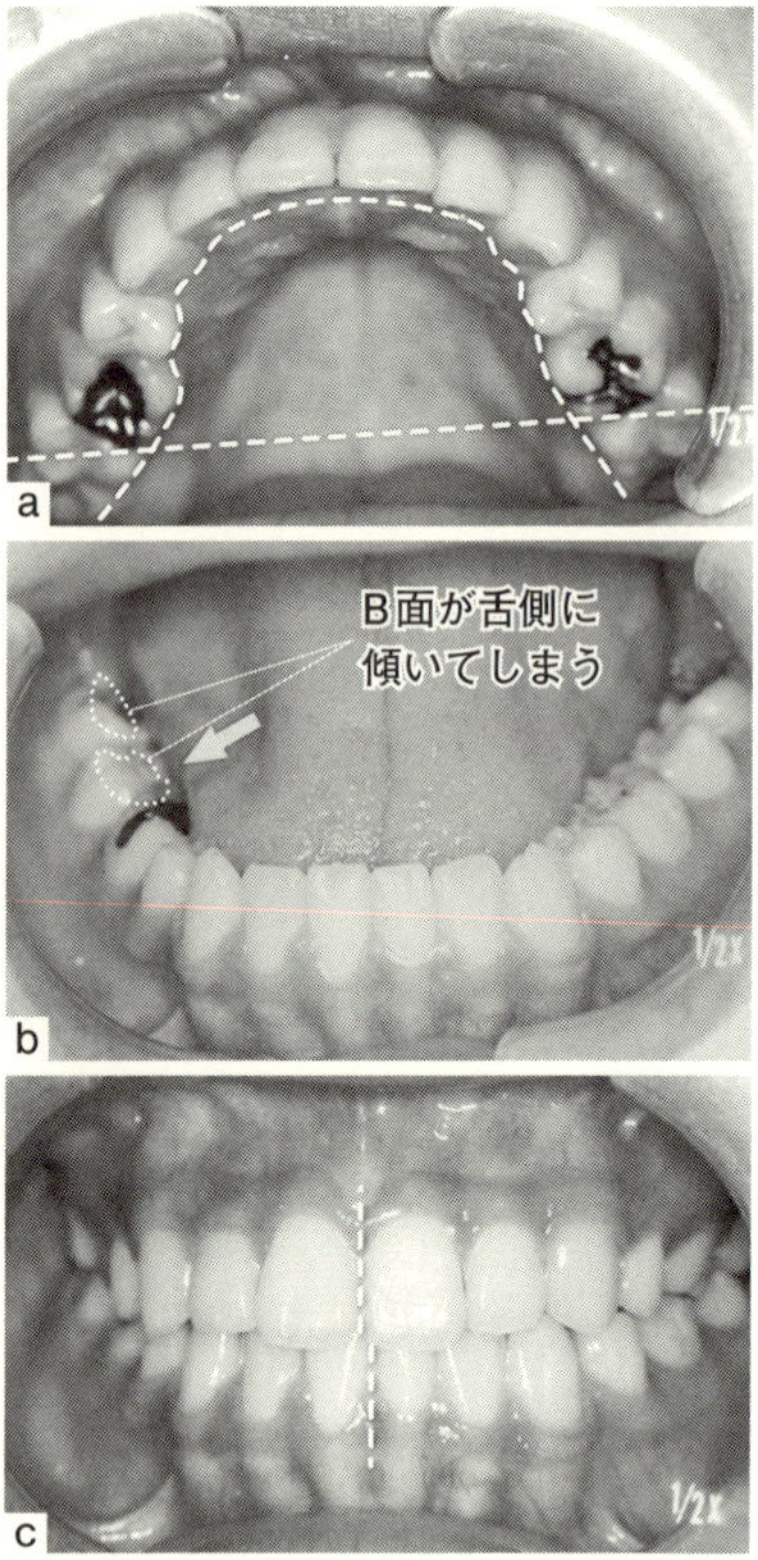

写真⑨　不適当な矯正治療の結果であるa（上顎），b（下顎），c（正面）

aを見ると咬合平面が左（向かって右）上りとなっており（点線），また右が舌側にくびれている
bを見ると臼歯は全て舌側に倒れている（矢印）
cを見ると，正面の上下の正中がズレ，下顎が左方向に偏位している

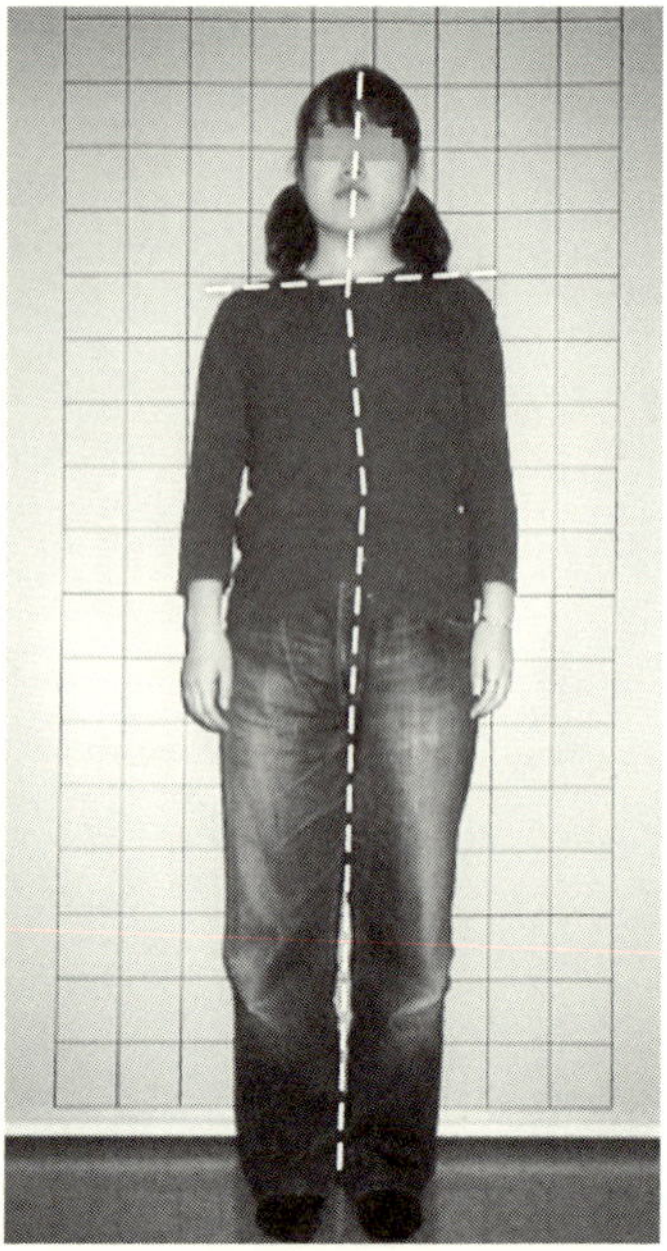

写真⑧　大学を休学中の女性の初診時の姿勢

下顎が偏位し，このように姿勢が歪んだ。右側の頬がふくらみ，頭部は左に傾き，肩は右が下がり，それを補正するために次々にS字状の側弯が起きている

いないと、人間は体も心も芯を失ったように力を失います。また、B面で安定した咬み合わせになっていないと、さらに咬み合わせは滑ってズレていきます。正面から見た上下の正中もズレて、下顎が前歯部では左に偏位していることがわかります。つまりこの女性は前歯部は左方向に、大臼歯部は右方向に、下顎が回転しているのです。右側のG形も残ったままです。

最近の日本人は軟食の結果、歯列が悪くなり、矯正治療を受ける人が増えていますが、言いづらいことをはっきり言っておかなければならないのは、現在の矯正治療では全人的視点は全くと言っていいほど欠如しています。咬み合わせと顔形、全身の形態、重心などを診断し、それらを正しく矯正しようという思想そのものがまだないのです。ですから体のバランスを正そうとする診断や治療技術も確立していません。ですから矯正治療を行なった結果、この女子大生のようになってしまう人がたくさん生じてしまうのです。

この女子大生は初診時に行なったバイト・トライでも、ある程度良い反応が出ましたので、スプリントを用いて、まず下顎位を三次元的正中に誘導することとしました。スプリントを調整し、ほぼ症状が解消するまで四カ月かかりましたが、症状は次のように変化しました。

【初診時とスプリント調整完了時の症状変化】

・頭痛　10→2
・視界がはっきりした　10→0
・目まい　10→0

・肩コリ　10→4
・腰痛　10→2
・体のだるさ　10→5

スプリントの調整を終了した位置を正しく再現し、最終補綴物を入れて、治療は終了しました。写真⑩a、b、cが仕上がりの口腔内です。正面から見ると前歯の正中も合い、上下顎が三次元的正中、つまり頭部の重心が体の重心に乗る位置で、B面で正しく咬合するように作られています。Bの咬合小面が左右とも同等の緩傾斜になっていることがわかります。その結果、姿勢もきれいに立ち上り安定しました。咬合を再建することにより、体の形態も再建されたのです（写真⑪）。体の形態的再建に支えられて、前記のような身心の再建もなされ、人間的な再建が完成したわけです。

この女子大生が後に「良い歯の会」機関紙「いのち」に寄稿してくれた記事がありますので、次に示します。夢だった教職に就くこともでき、人生を再建してくれたことは私にとっても大きな喜びです。

「今回7年間苦しんだ「顎関節症」について書こうと決めてから、なかなか筆が進みませんでした。なぜなら、当時の痛みや苦しさがすぐに思い出せないほど、今、心身共に健康で幸せな毎日を送っているからです。

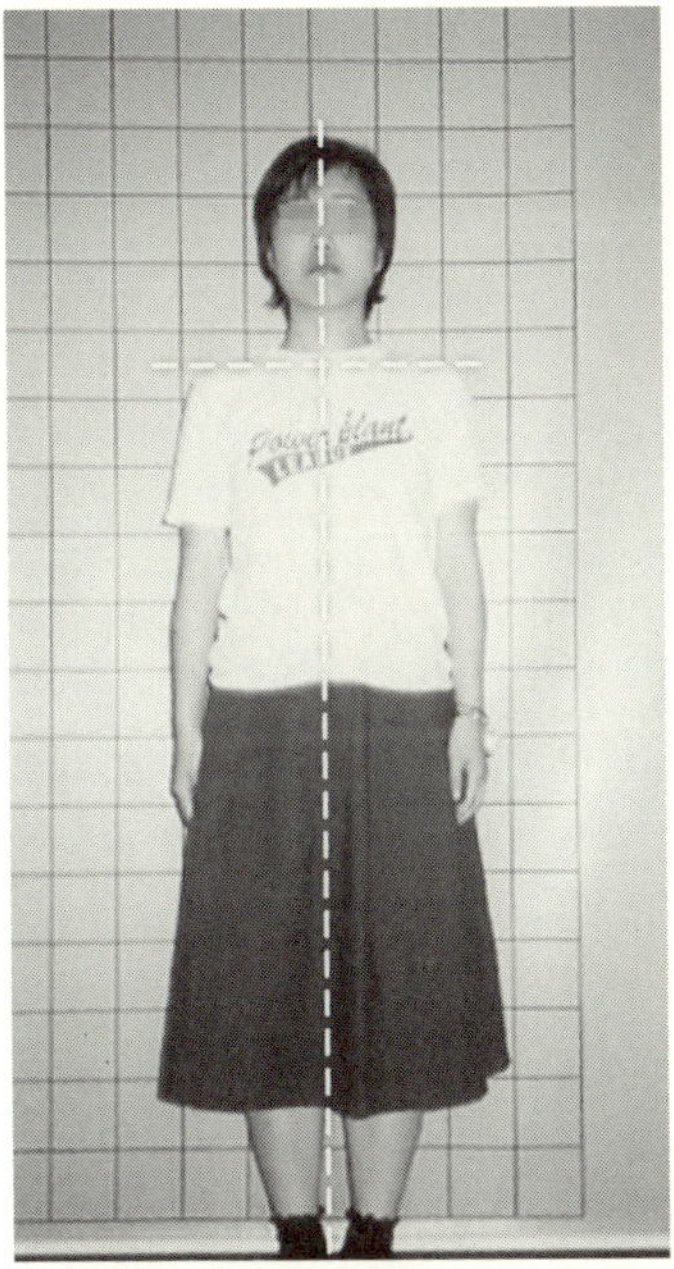

写真⑪　咬合治療によって再建された姿勢

肩は水平となり，首もまっすぐ立ち，S字状の脊柱側弯も直った。写真⑧の初診時の姿勢と比較されたい

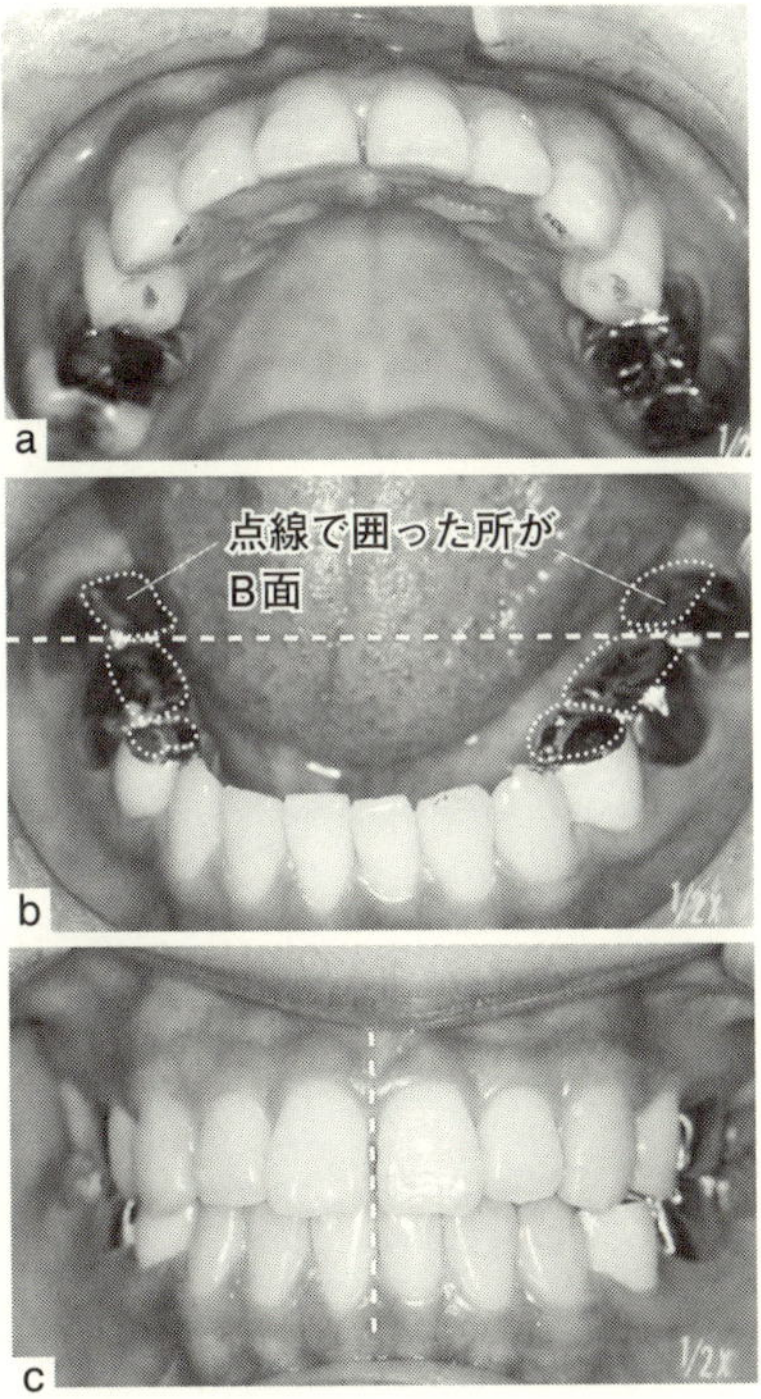

写真⑩　上顎 (a)，下顎 (b)，正面 (c) の治療が終了した状態上顎

a，bとも，咬合平面は水平となり，臼歯も直立した。c（正面）を見ると，前歯の正中も揃った

私は子どもの頃から歯並びが悪く、しかも反対咬合でした。そのため、8歳の時から矯正歯科へ通い、見た目だけの美しさを手に入れました。しかし、17歳になると体は突然悲鳴をあげ始めました。毎日表現しきれない不安感に襲われ、疲れやすく、肩コリがし、そして何よりも薬の効かない頭痛に一日中苦しむようになったのです。最初は原因がわからず、脳神経外科、精神科、ペインクリニック、針、整体等あちこちにかかりました。それでもどんどん頭痛は増し、熟睡できずに朝は痛みで目が覚めました。たとえ外出しても30分もたたないうちに頭痛がし、歩くことができないのです。また夏の血圧は上が七六という低さで、起きていられませんでした。結局、21歳の秋には体が限界となり、大学も休学へ追い込まれました。それからは自宅で安静にするだけの日々が永遠に続くように思われました。そんな先の見えない毎日の中、母が丸橋先生の本を見つけてきたのです。北海道から群馬まで通う。問題は山積みでした。けれど両親は娘が治るならどこへでもという気持ちで出してくれたのだと思います。そしてようやく、私は丸橋先生に出会う事ができました。その時、痛みと不安でいっぱいの私に、一時的な「理想の噛み合わせ」を作ってくれたのです。そこで、5年ぶりの平穏をかみ締め、ここなら治ると確信しました。その後は月一回飛行機で通院しました。治療は決して平坦な道のりではなく、紆余曲折もありました。時には、もしここで治らなかったら……と不安にかられる事もありました。けれどそんな時には丸橋先生の本を読み返し、自分でできる事（一日5分の散歩、体操等）をしていました。

今ではすっかり体力もつき、毎日前向きに生きられるようになりました。夢だった教壇にも立ち、ツーリングや登山、歩くスキーなど存分に楽しんでおります。完治までの時間が遠回りのように感じたこともありますが、今その分の何十倍も笑顔で過ごすことができています。また、年2回の定期検診も今では、健康の有り難さを当たり前と思わぬよう、再認識する旅になっています。今の私があるのは丸橋全人歯科のおかげです。本当にありがとうございました。これからも多くの皆さんの光でいて下さい」


初診時には考えが混乱した様子でまとまらないことを言っていましたが、もともと聡明だった頭脳が整い、現在は全て前向きできちんとしています。誰でも同様ですが、脳の働きも簡単に壊れたり乱れたり低下したりしてしまうものなのです。人と接するのが不得意になったり、意欲が低下したり、不安に混乱させられたりしてしまうものなのです。

〔治療例〕笑顔も覇気もなかった青年が溌溂とし結婚も

初診時も銀行員として勤務を続けられていたので、軽い症状の例ですが、周囲の人が心配して私に紹介してきました。仲間でいっしょに遊んだり飲んだりするときも、

「何でお前はいつもそんなにつまらない顔をしているの」

と言われるほど、笑顔も覇気もなく、存在感もないのだと紹介者が言い、心配していました。本人も疲労感が強く、意欲が出ないことは悩んでいたようですが、それは特に歯と関係あるとは思っていなかったようです。最初に歯科を訪れたのは、クリッキング（口を開閉する時に顎関節でコリッと音がする現象）が起きたのがきっかけだったと言います。その歯科医院で、多くの歯にメタルボンド（金属焼付ポーセレン）と言われる高価な歯を被せるように言われ不審に思い、次に東京の大学病院へ通院していました。クリッキングは少しも良くならず、困っていた時、友人から「丸橋全人歯科なら治るから行ってみろ」と言われ、来院しました。

写真⑫のように、ムシバもなく、きれいな歯ですが、硬い物を咬んで育たなかった若い人に共通した特徴で前歯の咬み合わせも浅く、上下の歯の安定した接触がなく、大臼歯の萌出不全で咬合高径が低くなっています。下顎の前歯部は右方向への偏位もあります。

スプリントを入れると、クリッキングはすぐに解消し、それよりも沈み込んでいた目が輝き、笑顔になり、溌剌とした青年の顔に変化しました。あまりに短期間の変化に友人たちの驚きも大きかったようです。

写真⑬がスプリントを入れたところ、写真⑭が、初診時とスプリントによって立ち直った姿勢の比較です。初診時の姿勢と比べ、肩が水平に首がまっすぐになり、整いました。このように咬合の再建によって、体の形態が再建され、精神状態、つまり脳の働きまで再建されることがわかります。

この男性は溌剌とし、活発になり、仕事での対人関係も積極的で明るくなりました。

「彼に彼女ができるなんて信じられない」というのが友人たちの言葉でしたが、実際にすぐに彼女ができ、結婚もし、とても幸せになったといいます。

「一緒に遊んでいて、彼は楽しいんだろうか」というのが周囲の感想でしたが、精神の状態は変わるもの、人生も変えられるもの、ということを、この男性は証明してくれました。

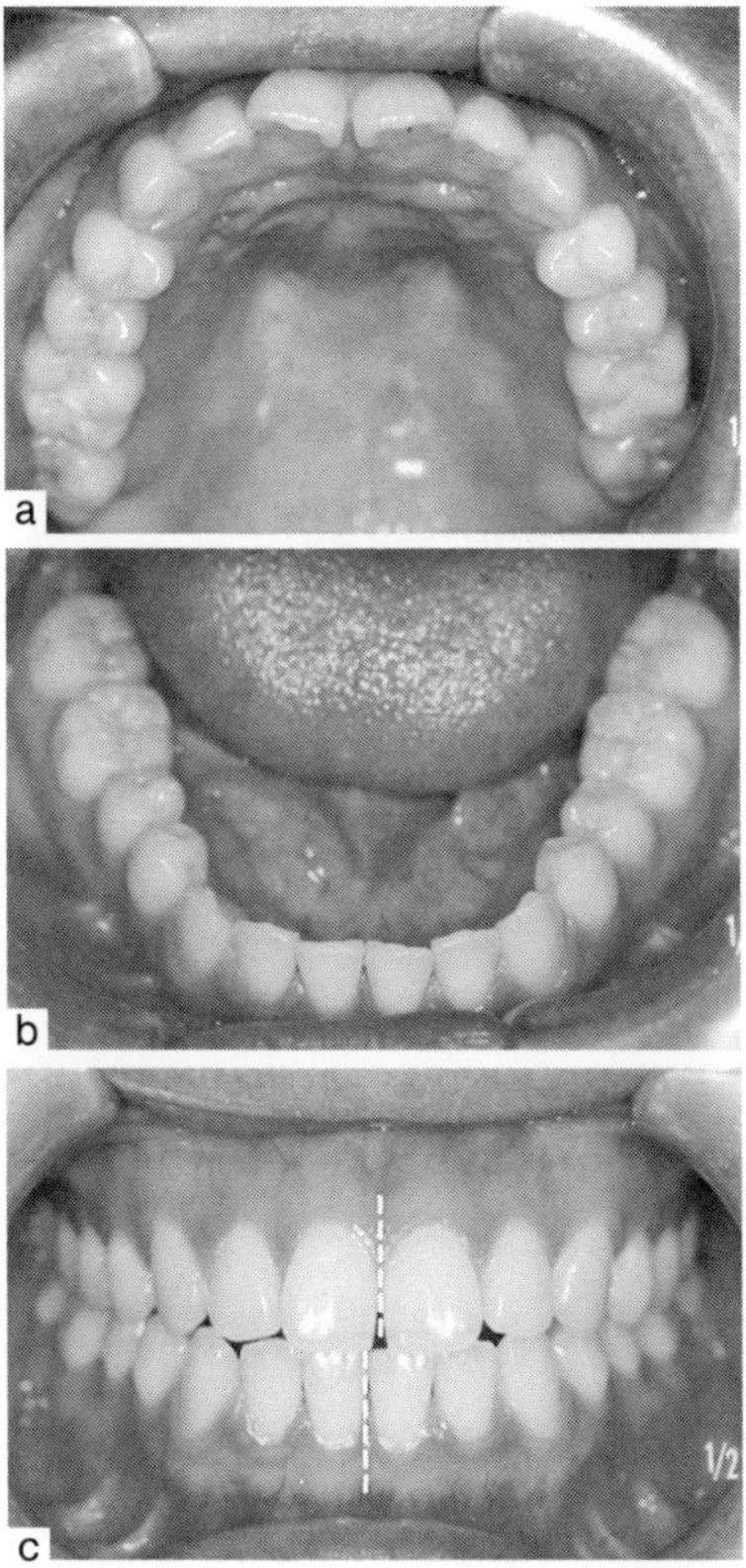

写真⑫　a（上顎），b（下顎），c（正面）
一見きれいな歯と歯列だが，上下の前歯の間に空隙があり，cを見ると前歯の正中もズレている

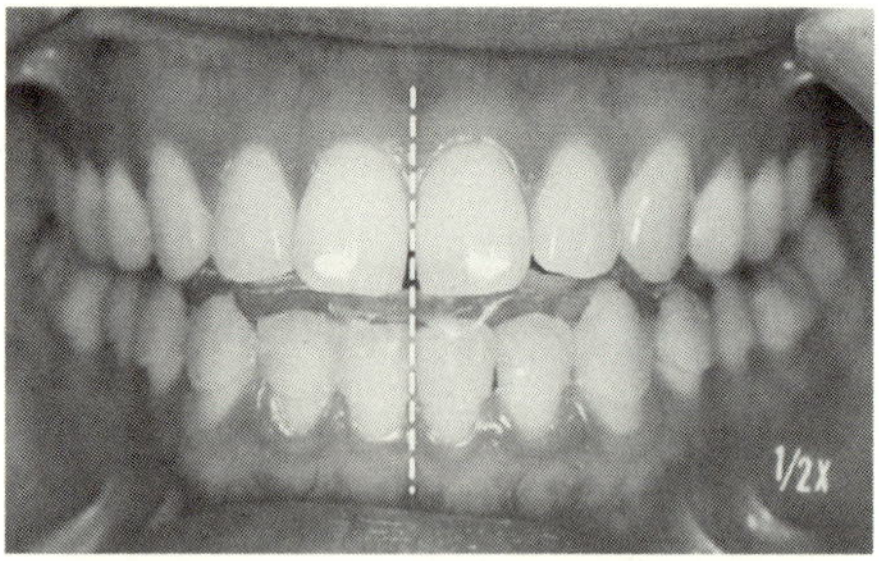

写真⑬　スプリントを入れたところ

正しい下顎の位置に補正を行なう。前歯の正中も合っている

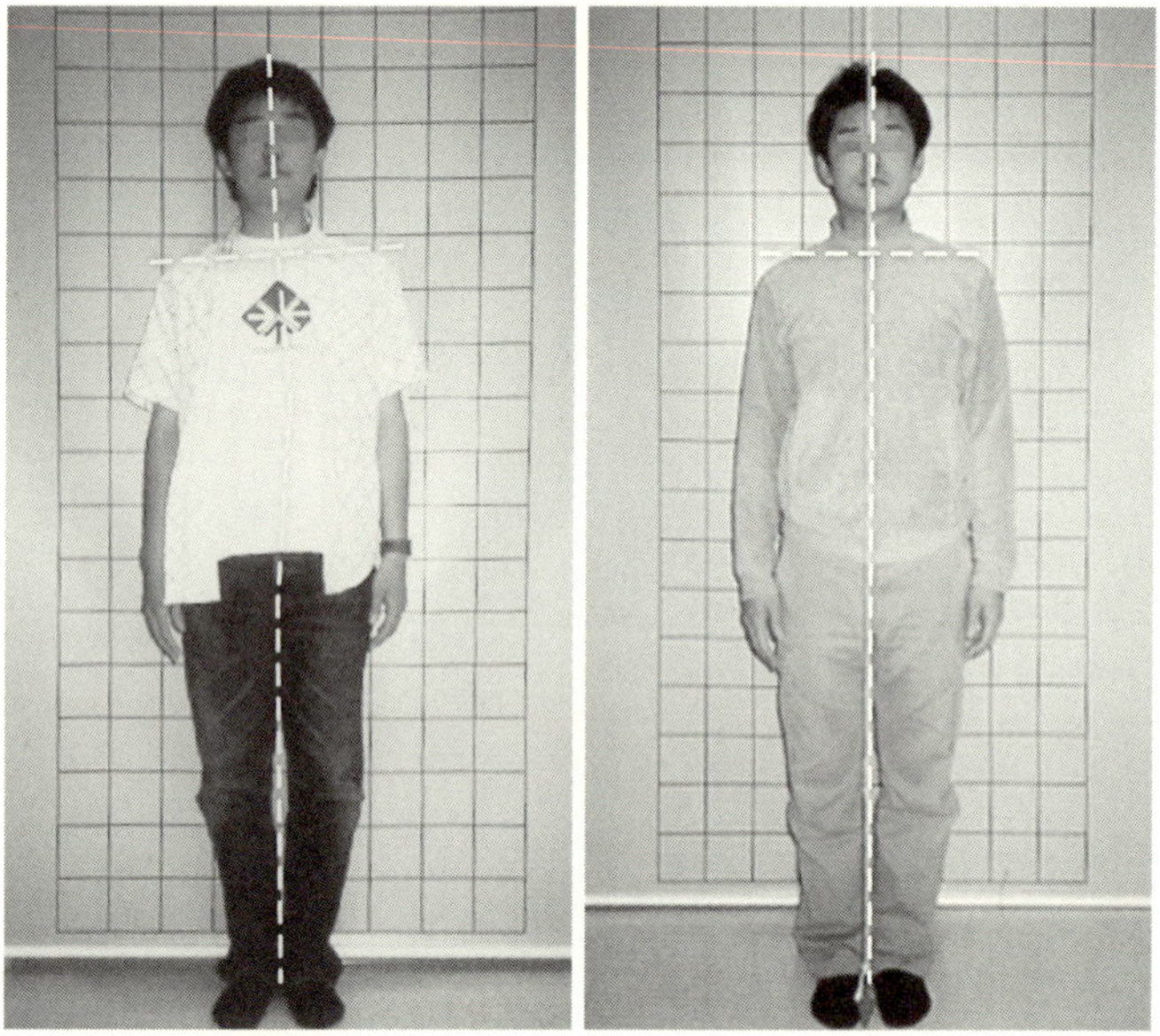

写真⑭　初診時（左）と，スプリントによる咬み合わせの補正終了時（右）の姿勢の比較

補正後は，肩が水平になり，頭と体の中心を結ぶ線は垂直となっている

〔治療例〕暗闇をさまよっていた心が前向きで温かく

最初は私も驚き、不思議に思いましたが、心が変わり、生き方も変わるなどということが本当に起こるのです。歯を直しただけで、短期間でそれが起きる例を時々見るのです。

家庭内暴力を振るい、家族も困り果てていた高校生が、咬合治療を行なって人が変わったように良い生徒になり、今は会社に勤めて人望を得ている例があります。部屋に引き籠っていた大学生が、咬合治療をはじめるとまもなく立派な青年になり、大学に復帰し、今は会社でバリバリ働いている例もあります。毎日死にたいと思い、真黒なコールタールの海を泳いでいるような日々を過ごしていると言っていた女性が、安らかな幸せな気持ちに変わったという、感謝の手紙をくれました。人を恨んだり疑ったりしていた女性が、人に対して温たかい思いが湧き上がるようになったという例もあります。その女性は静岡県から長期間通院中で、とても大変だと思いますが、今は一回一回良くなることがわかるので、通院が楽しみだと言っています。この女性の例を示してみます。

・もっとも危険な右側のみG形の症例（四一歳・女性・静岡県）

なぜか右側歯列だけがギター形（G形）に小臼歯がくびれた例が、日本人の退化形に多く見られます。この女性の上下の歯列をご覧ください（写真⑮）。下顎（b）を見ると右側（向かっ

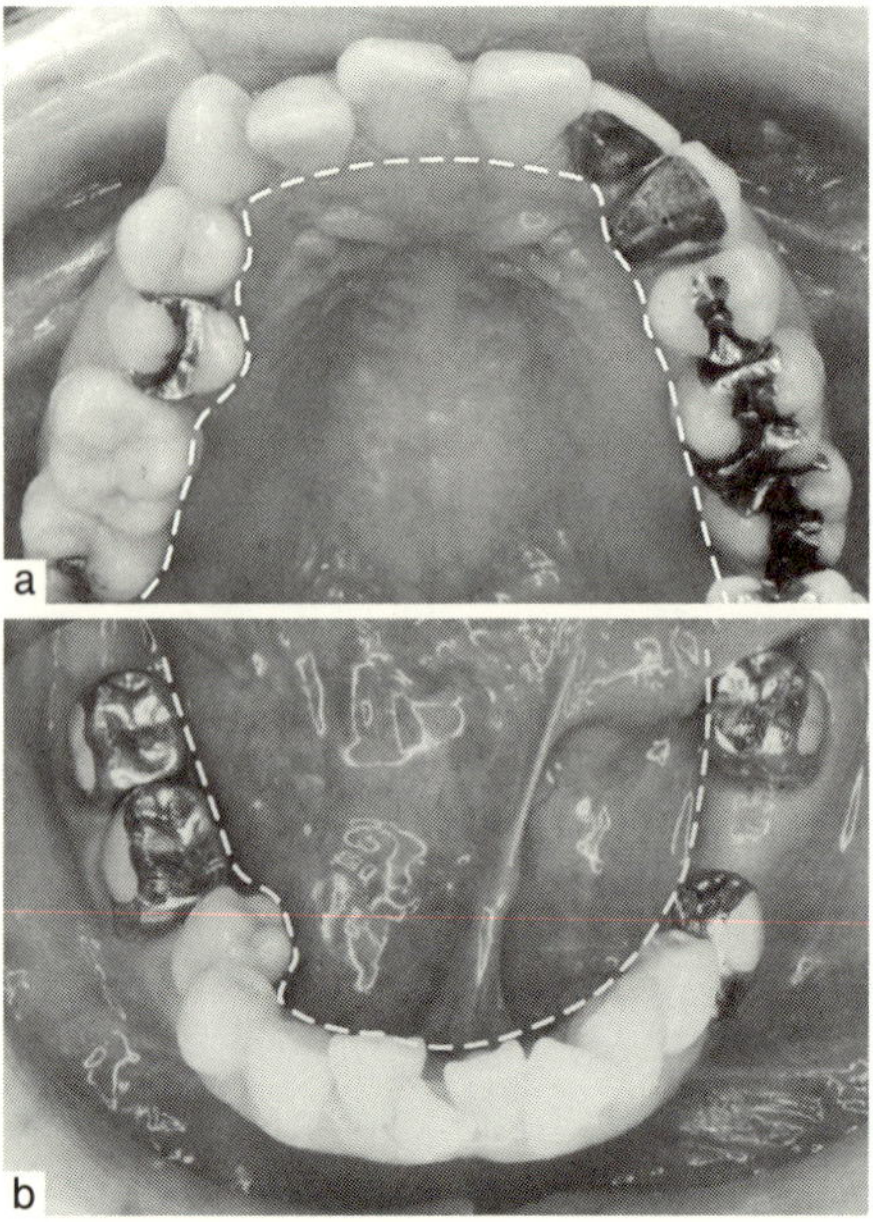

写真⑮　根管治療が終了し，仮歯が入ったところ（41歳女性）

矯正治療前。aが上顎，bが下顎歯列。下顎歯列の右側小臼歯部が舌側にくびれ，G形となっている。症状が重い形

て左）の小臼歯部が著しく舌側にくびれ込んでいます。上顎（a）にもその傾向は見られます。上下の歯が接触し合い、全身を支え、バランスをとる柱の役割をしていることを考えれば、このように歪んだ支柱の上に、正常な形態と機能が乗っているはずはありません。生物は、特に脊椎動物は、左右対称形でないと正常に機能できないのです。

第一章に記したとおり、歯列弓はもともと大きなU字形だったものが、軟食化にともない、U→P→V→G形と退化傾向の道を進んでいます。生命力の低下や身心の異常傾向もそれとともに重症化します。私の臨床的観察の結果では、なぜか日本人には右側のみに強く現われるG形歯列が多く、このタイプがもっとも人間破壊的な症状が現われやすく、危険だと考えています。この女性も明らかに右側のみの小臼歯部が強くくびれています。

この四一歳の女性の顔形は明らかに右側くびれのG形歯列弓の特徴を表しています。プライバシー保護のため、写真の特徴を正確にトレースしたイラストが図⑤です。口唇は右上り（向かって左上り）で、右頬がつぶれ、左頬が大きくふくらんでいます。法則どおり、左下顎角（エラ）が突き出した例の通例で、右目が細く、また目尻が下がっています。初診時に私は不思議な印象を受けたのですが、左右の黒目が別々の方向を向いていて、何を見ているのかわかりませんでした。

この例の下顎位は、右低位、オトガイ右方向、臼歯左方向の捻れた偏位と診断されます。その結果、全身の形態は左肩が下がり、首は右方向に傾斜しています。それに連続し、胸椎、腰椎とS字形に側弯しています。

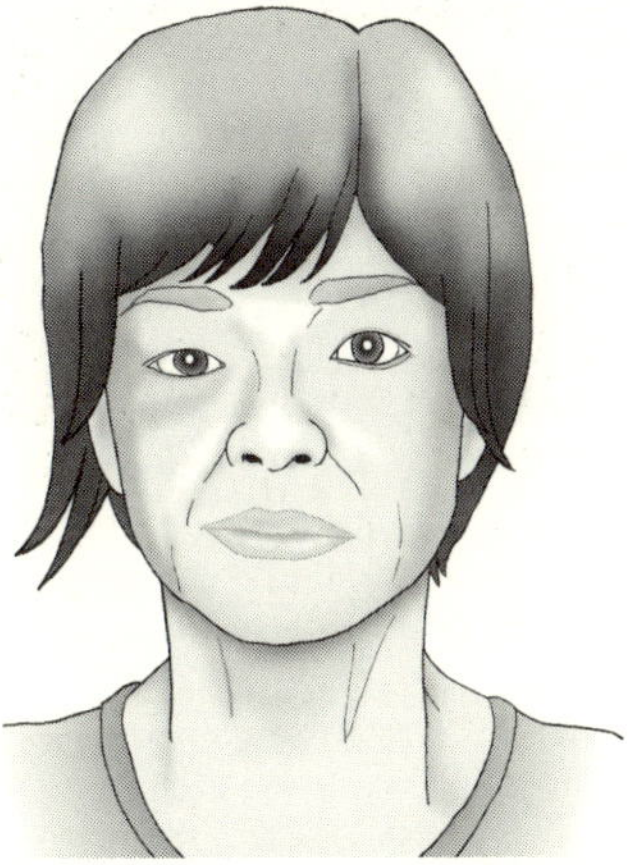

図⑤　41歳，女性，初診時の顔

右頬（向かって左）がつぶれ，左頬がふくらみ，左のエラが張っている。左偏位の典型

カルテの問診欄を見ると、全身症状としては目の疲れ、冷え症の二項目に丸印がついているのみで、これだけ見れば大した症状は無いように見えます。しかし実際は多くの重い症状があったことが後で明らかになりました。きっと今迄、苦しい全身症状に馴れ、こんなものだと考えていたのだと思います。忍耐強い性格でもあったので

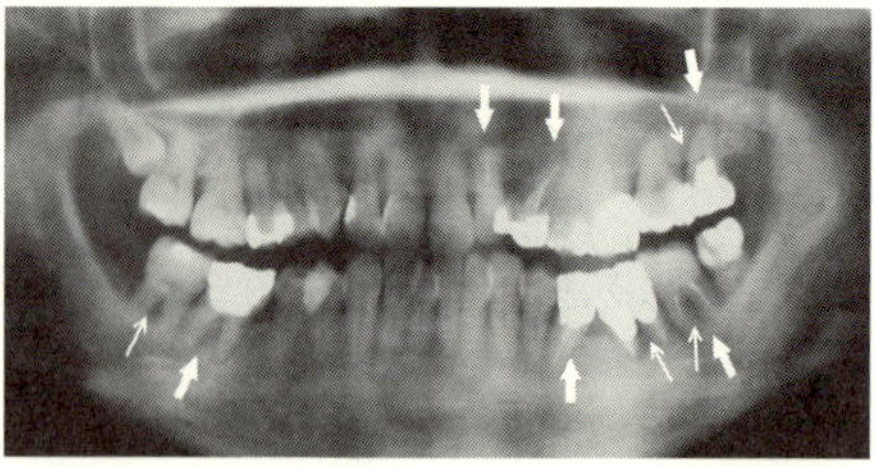

写真⑯　初診時のパノラマレントゲン写真
もともと歯列が乱れているのに加えて，根管治療や補綴などの全ての治療が粗悪で，破壊が進行している（⇧印が不良な根管治療）（⬆印部で歯槽が溶けている）

しょう。

　初診時に、あまりにも悪い咬み合わせの部分を削って咬合調整すると、それだけでも後頭部がすっきりしたということでした。

　この症例は技術的にはもっとも難しい部類に入ります。大きくズレている下顎位を、三次元的正中に移行させる技術はかなり高度な診断力と技術を要します。同時に、写真⑮のような乱れた歯列を、新しく誘導した下顎位で、上下歯列が正しく咬み合うように矯正し、歯牙移動させなければなりません。これはウルトラCより難しい技術で、多数の空中ブランコを空中で正しい位置に整列させ、静止させるような仕事をしなければならないのです。考えただけで頭が痛くなるような仕事です。

　初診時のパノラマレントゲン写真が⑯ですが、歯と歯が重なり合い、傾斜し、とても乱れた歯並びです。根管治療も七本してありますが、全てデタラメで、これによってさらに歯や歯槽骨を腐らせ、ダメにします。金属冠などの咬合もデタラメなので、外傷性咬合による過重負担によって矢印のように骨が溶け、歯周病も進行しています。これが現在の日本の歯科治療の典型で、その荒廃ぶりをよく表わしています。左下第一大臼歯は抜歯しなければならない状態で、全ての根管治療はやり直さなければなりません。ちなみに写真⑯と当院の根管治療担当医がやり直したレントゲン写真⑰を比べてください。根管治療はこのように行なわなければならないのですが、それが大変なので、毎日見る例のほぼ全例がデタラメな状態になっている現状は、嘆かわしいと言わなければなりません。

左下第一大臼歯は抜歯し、インプラントを行ないました。インプラントは天然歯よりも強く、信頼できる技術となり、強い咬合力に耐えて正しい下顎位を支えます。

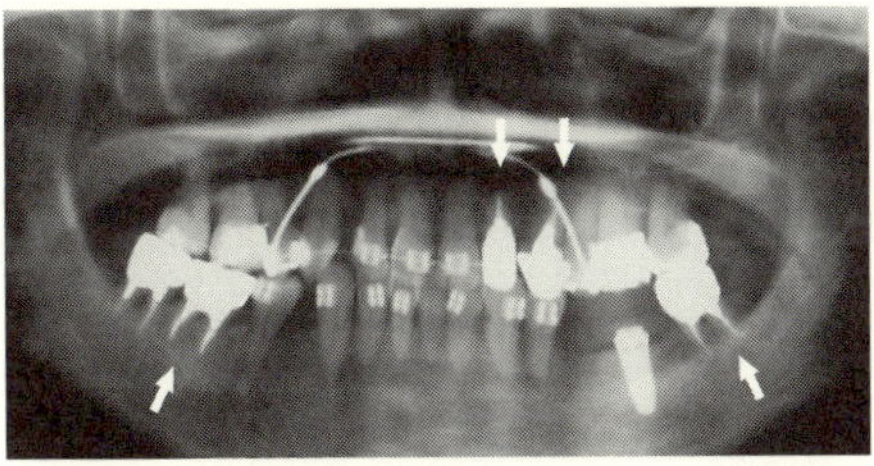

写真⑰　当院で根管治療をやり直した（⇧印）

白く映る根管充填が，根の先端までピッタリ入っている。このように正しく充填しないと再発し，歯も骨も破壊される

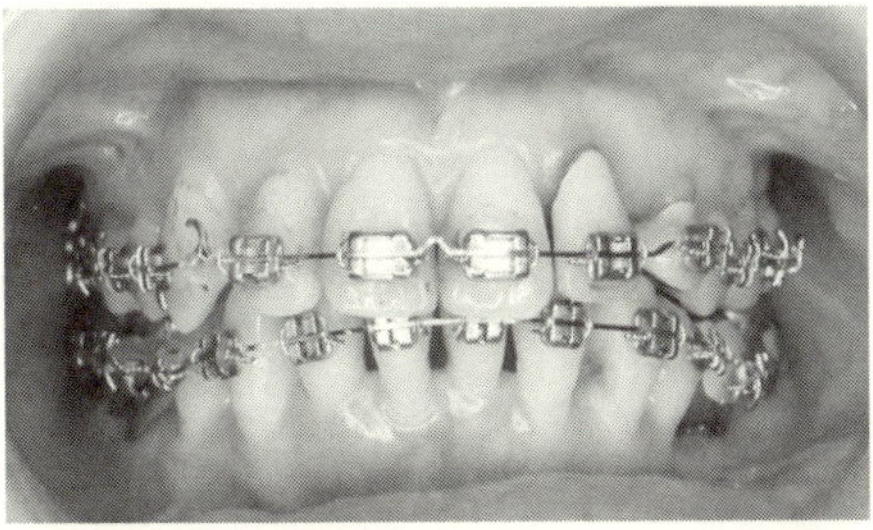

写真⑱　矯正装置を取り付け，正しい位置に歯を移動させているところ

1カ月に一度，装置の力を調整し，少しずつ歯を移動させる

矯正治療は、各歯にブラケットという装置を取り付け、それにワイヤーを通し、ワイヤーの弾性を利用して一本一本の歯を正しい位置に誘導します。写真⑱が矯正装置が付けられたところで、歪んでいた歯列が

かなり直ってきているのがわかります。

矯正され、正しい形態となった歯列弓を土台とし、上下の各歯牙の正しい接触関係を作り、最終的に補綴することになります。もちろん歯周病も治します。

これら一つ一つの治療が大変難しいものです。時間もかかります。きちんとした治療が行なわれた例がほとんど見られないのは、この過程の全てがあまりにも難しく、労力もかかりすぎる証拠とも言えるかも知れません。当院でも各分野の専門医がチームで力を出し合い、やっとゴールに到着できるほど、難しいのです。とても一人だけで全ての治療を行なうことは不可能です。

この女性の例は難しい例なので、一ヵ月に一度通院し、もう三年になります。最初は半信半疑の様子が私にも伝わってきましたが、現在は経過も良く、すっかり信頼関係が築かれ、協力してゴールを目指しているところです。

現在、歯列弓もほぼ整い、顔形も整い、姿勢も正され、身心は絶好調になったと患者さんは言っています。私は、まだ問題が残っているので、もっと良くなると話しています。「良い歯の会」三〇周年記念号の「いのち」にこの女性が寄せてくれた体験記を次に引用します。

「診察前、私の体は精神的にも肉体的にも、まともな動きはほとんどしていなかった。歯科医の思いの通りに治療されていたため、柔らかい食事でさえもかめなくなっていった。私の心の壁も高く何をするのにも前向きになれず、暗いやみの中を抜けだせないような感じだった。

治療してから五年間がすぎた。根管治療からはじまってインプラントを一本入れ矯正にふみきってもう三年はすぎただろうか？

今では月に一度の診察が楽しい。毎月新しい自分に出会えるからだ。毎日が新鮮で楽しい。

それまでの私は、頭痛が、月に八回位、それに生理痛、左膝じん帯を痛めているため氷のようにつめたかった。何をやるにも緊張感があり、心と行動が一致せず、時にはヒステリーを起こすことも度々あった。

治療して一～二年の間に、生理痛がなくなった。三年間何を活動するにも心の壁が低いため先入観がとり除かれるので、新たに挑戦することが容易になった。

仕事は残業する位大変な時も心だけは余裕である。それに物事の善悪の判断が瞬時に行なえるようになった。私は患者さんと接する機会が多いので（筆者注、この女性は薬剤師さん）一番大切なこと、相手の気持ちになって考えることができ、話を真剣に聞いている自分と同じ目線に立って指導している自分がいる。以前とは違い、少しずつ心が成長しているように思える。私は小学校高学年の頃に斜視になった。意識しているときは、両目でみれるのだが意識をしていないときは、右目は外を向く外斜視がある。昨年の一〇月の頃から両目でみれることが多くなった。これは本当に不思議である。それから自分のことが良くわかるので、自分に厳しくなれる。相手に求めることより自分に求める。だから毎日の中で不満が少なく愚痴も少ないように思う。書きたいことは山ほどあるのにこうして書いてみると忘れてしまったこともたくさんある。それほど快適な生活を毎日送っている。そして一番何よりも尊いものを得た。丸橋全人歯科で院長はじめ、スタッフの方々にめぐりあえたこと、これが一番の財産である」

この手記からも、治療が進むにつれて心の持ち方がずいぶん変化したことが見てとれます。手記には記していないことも治療のたびに報告してくれます。仕事がいやではなく、人が大変な仕事を自分から進んで引き受けられると言いますし、いくら仕事をしても疲れが残らないといいます。しかし一番注目しているのは、体だけではなく、心も温かくなった点です。昔は自分の子どももかわいいという気持ちになれなかったのが、今は愛しくてたまらなくなり、子供との関係が良くなったそうです。人を恨んだりひがんだりする気持ちが強かったのが消え、人に対して温かい気持ちが湧き上がってくる、と幸せに満ちた表情で語っていました。人の気持ちまで変わる、これは一体何を示そうとしているのでしょうか。歯を、体をいじれば心が変わるという事実が、確かにあるのです。教育や体験、カウンセリングなどの、脳や心に働きかける方法とは関係なく、歯に手を加えるだけでなぜ心が変わるのか、その理由を考える必要は絶

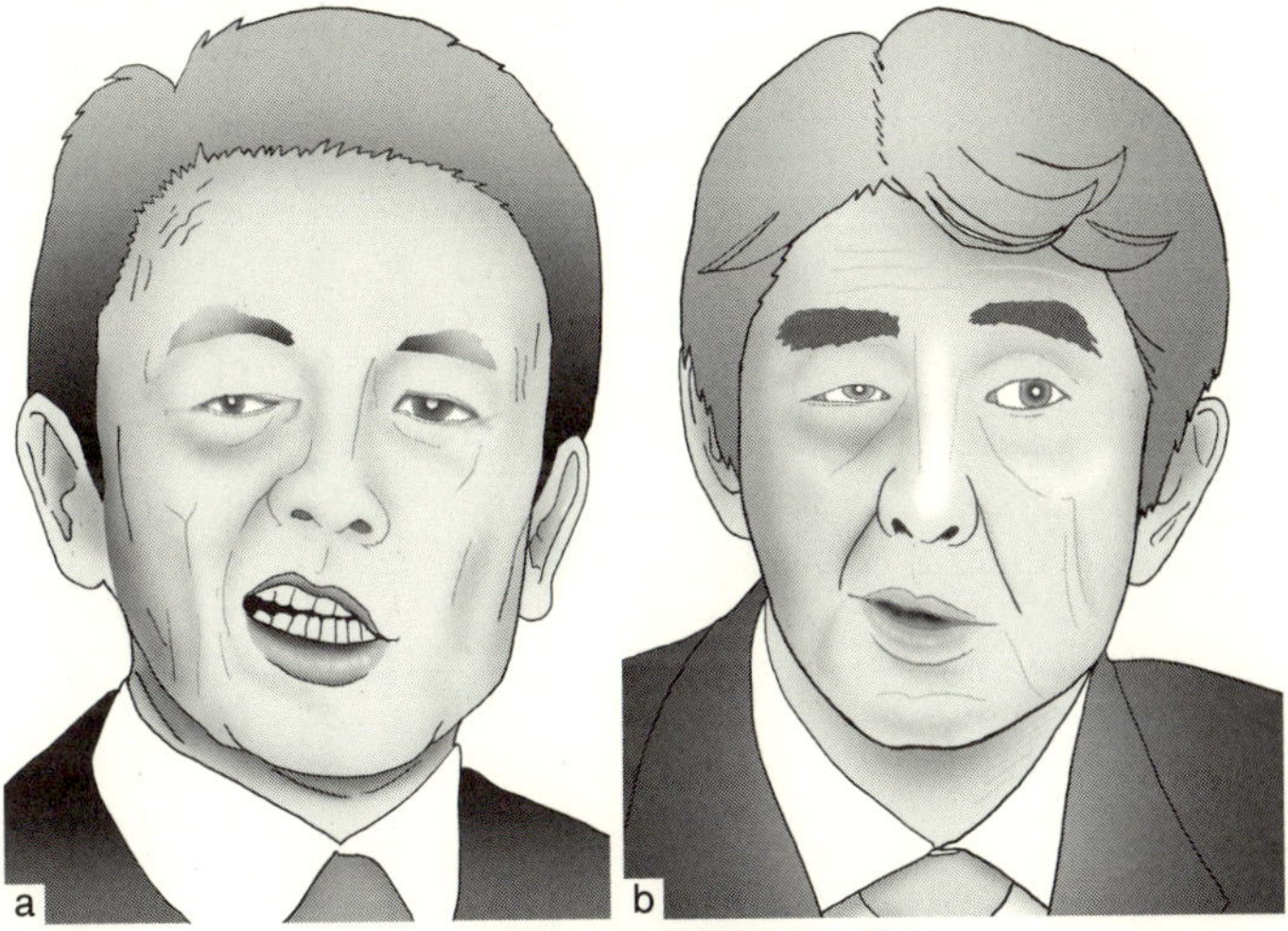

図⑥　右側のみG型の典型的顔形

口唇が右上がりで右頬がへこみ，左頬がふくらんでいる，右の目が小さく，位置も低い，左の下顎角（エラ）が突出している，などが一目瞭然の特徴

対にあると、私は考えています。パソコンを修理するのと同様、ハード面の不具合を修理するだけで、心の働きが復活するという要素があると、私は感じとっています。

右側G形歯列弓の人相と世相

身体的にも精神的にも破壊的症状が出る、右側G形歯列弓が日本人に多いことは心配すべきことです。誰の周囲にもこの顔形の人はいるので、身心の症状との関連で観察する機会はたくさんあります。

この顔形をイラストで示すと、図⑥a、bのような特徴が明らかです。テレビや新聞でも毎日見ることができます。たとえば、最近の日本の首相は短期間で何回も変わりましたが、その顔形を思い浮かべても、右側G形がどんなに増加傾向にあるか、実感するはずです。顔形と言動の関係を観察すると、ことの本質、重大さに気付くことができると思います。胃腸は不具合で睡眠は浅く、左肩と首がコルはずで疲労感があります。思考に脈絡がなく、偏行しやすく、切れやすいという思想的特徴も見えるはずです。体力、気力ともに許容力、耐久性が小さいこの特徴は明らかに首相や社長などの激務には向かないものです。恵まれすぎた環境で育った人ほど、この特徴が強く出ることは、徳川将軍の代々の骨の研究からも明らかになっています。初期は頬骨、下顎角が張った低広顔（タテに短く、ヨコに張った形）だったのが、中期、末期には明らかに高狭顔化（タテに面長なお公家顔）しています。貴族的生活になり、食べ物が軟らかくなったことが原因と言われていますが、武人的な鍛錬などが減少したことも要因となっていると考えられます。このような退化傾向の進行とともに、病気が多く短命となり、統治力も失っていったわけです。詳しくは参考図書（＊）を参照してください。

政治家や経営者、医家などにも同様な法則は歴然として生きているように見えます。恵まれた環境で育ち、食べ物も軟化し、闘争心や向上心も低下した二世、三世の政治家、経営者、医家が初代を越える例は極めて稀で、ほとんどは明らかに見劣りします。ハングリーな向上心に欠ける、というだけではなく、生物学的な資質に弱点、限界を有しているのです。吉田茂や田中角栄の顔形と、その子孫の顔形は大きく違っていることは誰の目にも明らかですが、変わったのは形態だけではないのです。能力にも大きな変化があることがわかると思います。顔形とともに政治も経営も変わり、人相の移り変わりとともに、世相も変わるのです。

＊『骨は語る　徳川将軍・大名家の人びと』鈴木尚著、東京大学出版会
『退化する若者たち』丸橋賢著、ＰＨＰ研究所

5、歯を失った時は信頼度の高いインプラントを柱にして

多くの歯を失ったときは、取りはずし式の義歯を入れるか、インプラントをするかしか方法がなくなります。しかし、異物感がある、噛む力が弱いなどのほかに、義歯には大きな欠点があります。上下の歯を正確に支え続ける柱としての信頼性がないのです。可撤式で、粘膜の上にのせた床と人工歯を、クラスプと呼ぶバネで残存歯を挟み、止めているだけなので、咬むたびに沈下して動きます。加えて経時的に義歯床下の骨や歯肉が退行し、沈下量（動揺度）は大きくなり、床や人工歯も磨耗して低くなります。〇・五ミリくらいはすぐに沈下するようになってしまいますが、何十ミクロン以内の精度を狙っている咬合治療にとって、〇・五ミリという値は決定的で、役に立つ信頼性は極めて低いものです。

インプラントはその点信頼性十分です。しっかり骨に着いていますので沈下はなく、金属などで補綴すれば、ほぼ天然歯と同等の磨耗しかしません。長期経過にわたり、強度、精度とも

に十二分な信頼のおける、頼もしい柱となります。

インプラントを用い、全人的診断に基づいて計算づく、かつ精密な咬合再建を行なうと、本当に目の醒めるような身心の再建を行なうことが可能となります。一例を示しましょう。

〔治療例〕インプラントは私の大切な身体の一部

まず仕上ったレントゲン写真をご覧ください（写真⑲）。aが根管治療終了時、bが全ての必要な治療終了時です。右下大臼歯二本、右上犬歯小臼歯三本、左上は犬歯から大臼歯にかけて五本、合計一〇本インプラントをしてあります（矢印）。左上は骨の厚さが不足していたのでサイナスリフトと呼ぶ造骨手術が施されています。インプラントと造骨手術に関しては当院口腔外科部長、辻本仁志の『インプラントの実際』（農文協）を参照ください。

根管治療と歯周病治療はもちろん済ませたうえで、プラスチック製の仮歯を何回か調整し、崩壊していた咬合を三次元的正中に再建しました。この咬み合わせで体調が十分に良くなったことを確認し、その位置関係を精密に再現して、金属とセラミックを用い、最終補綴物を装着したところが写真⑲bです。


【仮歯調整後の症状の変化】（本人申告のまま）
・すごく咬みやすくなった
・首、肩コリがなくなった

・頭痛がなくなった（今まではバックに頭痛薬を入れていた）
・針灸に行かなくなった
・腰痛が消えた
・目がすっきりし、よく見える（メガネなしで本が読める）
・血圧が一四〇／一一〇↓一一七／七二に下がった
・血糖値も下がった

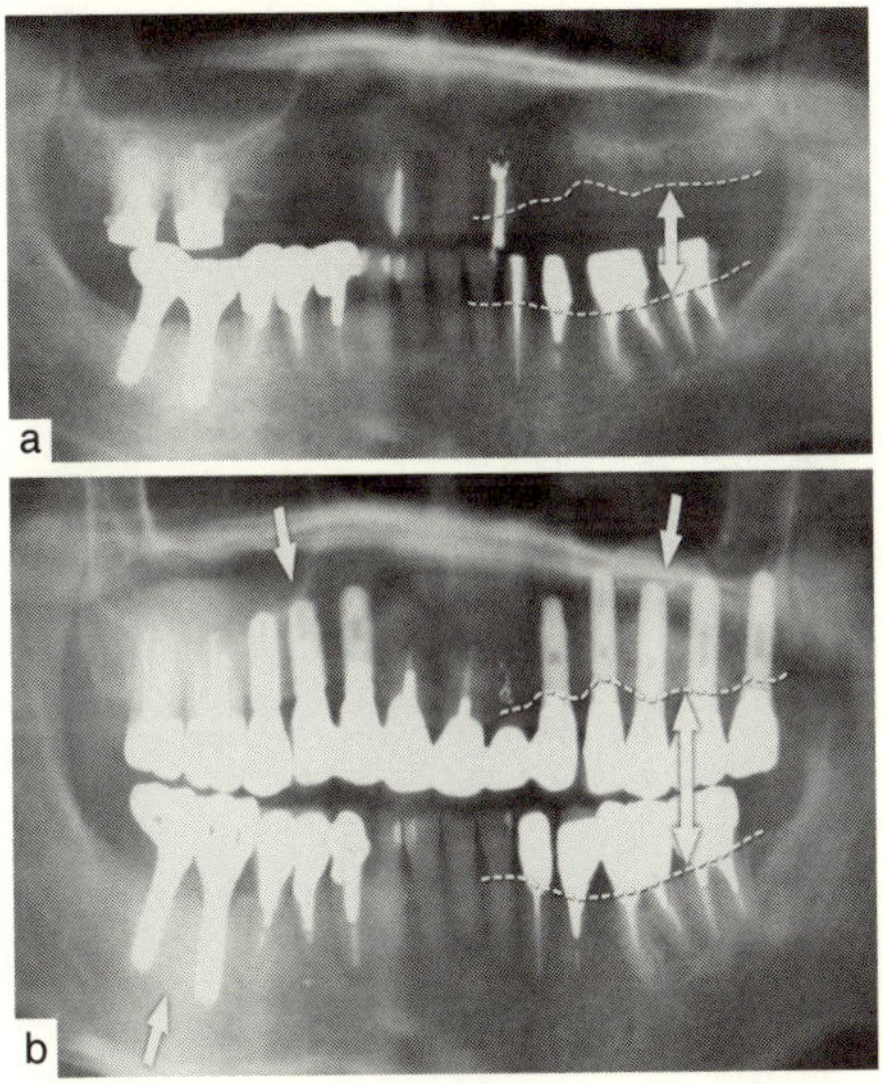

写真⑲　52歳女性の初診時a，bは完成後の検診時のパノラマレントゲン写真

10本のインプラントを行なって強力な柱とし，つぶれた咬合を再建した

a：根管治療のみ終了時。⇕は咬合高径を示すが低い

b：インプラントと補綴が終了したところ。⇧印はインプラント。咬合高径も本来の高さに回復している

・風邪を引かなくなった
・体が温かくなった

治療が始まった頃、「よく咬めるようになる」「肩コリも楽になる」と言われ、「うそばかり」と信じていなかったが、本当に信じられないくらい良くなったと、振り返って

いました。そして「何にでも協力したい」と、テレビの取材にも出演していただいたり、「いのち」に手記を寄せたりしてくれました。本人の生の文章の方が正しく伝わると思いますので「いのち」二一八号（平成二十一年）に寄せられた手記を示します。

「私は丸橋全人歯科に通院するまで数えきれない程の歯科を受診しました。永年のずさんな治療の数々で私の歯と心はぼろぼろでした。部分入れ歯を何度も作り替えたのですがどれもしっくりこずに違和感があるので、家の中でははずしている状態のため、よくかめずに胃が悪く、胃薬を手放せない毎日でした。食べ物を食べても歯茎と部分入れ歯の間につまる不快感があり、味がよく解らず食事がおいしくありませんでした。さらに、精神面は、歯へのコンプレックスから人と会話して自分の歯を見られるのが嫌で、家の中で引き籠もる毎日で、心療内科を受診していました。先生には〝きちんと歯を治す事〟以外に心の健康を取り戻す方法はないと言われていました。やっとの思いで辿り着いた全人歯科で、初診時に治療の進め方や費用など、解りやすく丁寧に説明して下さり、今までの数多くの医院では経験しないことでした。次回の受診までに治療を開始するか決めて下さいとの事でしたが、〝ここなら私の歯を治してくれる！　任せられる！〟と確信し、即決で初診時から治療をして頂きました。咬み合わせをきちんとする事で肩コリなど身体も変化すると説明を受けましたが、歯と健康が結びつくなど半信半疑でした。しかし、治療が進んでいくうちに針やマッサージに通う程の頑固な肩コリや腰痛に悩まされる事が少なくなり、偏頭痛もなくなりました。

治療を終えた今では、血圧も下がり内科の先生も驚いています。全身の血行が良くなったので冷え症も改善されました。夏でもいつも厚い靴下をはいていましたが、現在では厚い靴下とはさよならです。食生活は以前は噛めないのでやわらかい物しか口にしなかったですが、今では小魚や根菜又は新鮮な野菜を味わえるようになり、顔色も良くなりました。精神面では人前で大きな口を開けて笑顔になれ、友達と食事にも行けるようになり、友達からは〝10歳位若返ったね!〟なんて言われました。

今ではインプラントの歯も私の大切な身体の一部です。歯の事では嫌な思いばかりしてきた私にとって、食生活が人生を左右するほど大切で、重要な事だと痛感しています。治療終了後、半年で三回フランスに行くほど活動的になれ、この便りもフランスで書いています。固いフランスパンをバリバリとほおばれた喜びは、人生最高の一時でした。以前の引きこもりの私には想像出来なかった事です。心の健康も取り戻し、これからが第二の青春と羽ばたこうと思います。心身の健康を取り戻して下さった辻本先生やスタッフの皆様にはとても感謝しております。本当にありがとうございました」

全人的に人を読み、人間のあるべき姿をイメージして治療目標をきちんと設定して、精巧なあらゆる技術を駆使すれば、このような人間回復が可能なのです。

6、あるべき生命像を心に描き、それを患医で共有する

崩れた人間の体や心を再建することが可能であること、歯という体を支える柱のゆがみを立て直すことによって、人間の形態と機能を回復させることができることを述べてきました。これができるか否かは、私たち術者側に、あるべき生命像が明確にイメージされているか否かにかかっています。あるべき生命像こそ設計図の模範にあたり、治療目標がそこに明示されています。設計図のない建築が万全な仕上がりになることは難しいのと同様、あるべき生命像を明確に描けない治療がうまくゆくことはありません。私が適当にビリヤードの球を突いてうまくゆくはずがないのと同じくらい、治療にも偶然うまくゆくということはないのです。特に歯は、寝ていれば治るという要素はなく、ダイアモンドに近い硬度をもつモノとしての非情な性格を非妥協的に発揮します。上下の歯のミクロンの衝突が体の方に妥協を求めて捻じ曲げてしまいます。それを理解した精巧な設計図を想い描けなければ、体の形態を支える柱である歯に手を加えることは危険であり、成果などとても期待できません。同時に、歯が支える体の構造と働きを、目には見えない脳や神経、ホルモンや免疫、代謝などの動きまで、頭の中に描いていなければ、適切な対処をすることは難しいのです。

治療によって、より良き成果を得るためには、もう一つの大切なことがあると痛感しています。術者と患者さんが、治療の目標を可能な限り深く理解し合い、共有していることが、よりよき結果をもたらします。私の場合、もちろん治療時の説明などによっても、患者さんとの間の理解を深めようと努めていますが、一番有意義なのは月に一回、第二土曜日に開いている「良い歯の会」です。この場を共有することによって、深い理解の共有が可能となっています。患医の間に共有されたビジョンのない治療は成果を上げにくいのです。双方の考えが全く行き違い、治療が軌道に乗らないまま終わることもあるのです。どちらか一方に先入観、固定観念があれば、どのような場合にも、コミュニケーションは成り立たないものです。

さて、あるべき生命像を描くために不可欠なものとは何なのでしょうか。それこそ、本書でずっと探求してきた、曇りない目と心、先入観のない頭脳による観察であると、私は考えています。先入観なく、わからないものはわからないでよいとして、いつまでもそのまま見つめ続ける目、その前に、一つ一つが見えはじめるのです。その総合的結果が、あるべき生命像なのです。私たちと患者さんがともに曇りなき目で生命を見つめ続けると、それは生き方の発見につながり、生き方の思想をはぐくむことにつながります。私の臨床歯科医としての四一年、「良い歯の会」の三二年は患者さんと共に行なった、そのような観察と会話の時間の積み重ねであったと思います。本書の最後に、その意義を深く咬みしめ、拙稿を閉じます。

あとがき

生命はどのように見つめてもらいたいのか、生命に問えば、ありのままを見て欲しいと答えるに違いありません。決して色眼鏡で見てもらいたいとは望んでいないはずです。人間であれ、他の動物であれ、植物であれ、人間の先入観や固定概念や都合で見られ、決めつけた解釈をされたくはないのです。しかし気付いてみると、人間は勝手に区切って、その中には侵入されないように地雷を敷設するように、不可侵な知の領域を広げてきました。常識とか定説とか、個人的な先入観とかいろいろありますが、自分で観察し、考えて決めるずっと前に、既に固定してしまっている知の領域は本当は驚くほど多いのです。

固定概念化された思考は、自然科学のみではなく、人文科学や社会科学の分野でも同様に認められます。イデオロギー的な判断、政治や因襲の力に迎合した思考など、ありのままの真実を見ようとする目を目隠ししてしまう性向は、人間の一つの本性と言えるほどに人びとに浸透しているのが現実です。

なぜ、曇りのない目と頭脳でものを観察し、判断しようとしないのか、不思議とも思えますが、外部の既製の見方に依りかかって判断することが文化になり、定着してしまっていることも事実でしょう。自分の目で観察し、自分の頭脳で考え、判断するという訓練の積み重ねが成熟してこなかったのです。自分の目で見て、自分の頭脳で判断するということはある意味では大変な作業で、また、他者と異なる見解を持つことに孤立を感じることもあるのかも知れません。その結果、安易に、外部の既製思考に依りかかりたがるのでしょう。

しかし、歯を少し調整したら手指の水泡が消えてしまった時、また、咬合治療をしたらその人の考え方が変わってしまったなどの、生命の不思議と直面する時、私は大きな動揺や感動を覚えざるを得ないのです。そんな時、常識などの先入観、固定概念などが実につまらないものに見えてしまうのを感じるのです。人間が勝手に区切り、地雷を敷設した曇った知の領域が、自らを守るためだったはずの地雷の炸裂によって、あっけなく消え去る空しさを見るのです。そうなのです。ありのままに根ざさない知は虚構にすぎず、空しく、不安の根源となっているのです。同時にその虚構こそが、真実を見つめようとする澄んだ目をブラインドし、人間の判断と将来を誤らせる根源ともなっているのです。

それに比べ、ありのままを見つめ、ありのままと呼吸を合わせて生きることには、一切の不安も入り込む隙がありません。そこから次第に見えてくる生命の不思議な世界は、私たちを感動させ、新鮮にし、安心を与えてくれます。そしてその結果として、新しく見えてくる知の体系の中にこそ、人間や自然の持続的生存を可能にしてくれる知恵があるのだと考えます。いや、そんなに遠大なことではなくとも、生命を対象とする医家や農家にとっても、自分の生命を見つめる一個人にとっても、生命が何を求めているかが見えるようになる視点を開かせてくれるのは、ありのままを見つめる、曇りなき目を置いて他にないのです。

臨床の現場で、私はいつも患者さんの生命を観察し、考え続けてきました。「良い歯の会」で、患者さんや一般の参加者と共に生命や社会を問い、考え続けてきました。その「良い歯の会」が今年、三二周年を迎えました。「いのち（医・農・智）」は「良い歯の会」機関紙のタイトルです。生命を見つめて辿った三二年の道で、私に見えてきたいのちの世界と、それを見つめる私たちが知るべき望ましい人間の態度について、力の限りを尽くしてまとめました。

「良い歯の会」の運営を支え、短い生命を捧げて逝った、故渡辺浅乃、および三二年間活動を支えていただいたスタッフの諸氏に、ここに改めて感謝を捧げたいと思います。

また、本書が、常に自然と向き合う生命観を大切にした活動を長く貫く農山漁村文化協会から出版されることに、深い感慨を覚えます。編集局の皆様に深い感謝を表します。

丸橋　賢

二〇一二年九月

著者略歴

丸橋　賢（まるはし　まさる）

1944年，群馬県生まれ。東北大学歯学部卒業。同学部助手を経て74年，丸橋歯科クリニックを開業。81年，「良い歯の会」活動を開始。2004年，群馬県高崎市に「丸橋全人歯科」を開業。現在，丸橋全人歯科院長。日本口腔インプラント学会，日本全身咬合学会会員。日本歯内療法学会認定医。
主な著書に『新しい歯周病の治し方』『歯　良い治療悪い治療の見分け方』『よくわかる顎偏位症の治療と予防』（以上，農文協），『知らないと怖い！いい歯医者，悪い歯医者の見分け方』『心と体の不調は「歯」が原因だった！』（以上，PHP研究所），『生きる力』（紀伊國屋書店），『癒しの思想』『全人的治癒への道』『〈全人歯科〉革命』（以上，春秋社）など多数。

いのちを見つめて歯から治す
――全人歯科医学による人間復興への確信

2012年 9 月30日　第 1 刷発行
2025年 2 月15日　第 2 刷発行

著者　　丸橋　賢

発行所　　一般社団法人 農山漁村文化協会
郵便番号　335-0022　埼玉県戸田市上戸田 2 - 2 - 2
電話　048（233）9351（営業）　048（233）9355（編集）
FAX 048（299）2812　　振替　00120 - 3 - 144478
URL　https://www.ruralnet.or.jp/

ISBN978 - 4 - 540 - 11149 - 5　　製作／（株）農文協プロダクション
〈検印廃止〉　　印刷／（株）新協

製本／（有）高地製本所
Printed in Japan
定価はカバーに表示
乱丁・落丁本はお取り替えいたします。